"十二五"国家重点图书

骨肿瘤标准化手术

主　编　牛晓辉　　郝　林

编　者（按姓氏笔画排序）

丁　易　牛晓辉　王　涛

邓志平　李　远　张　清

杨发军　赵海涛　鱼　锋

单华超　郝　林　徐立辉

北京大学医学出版社

GUZHONGLIU BIAOZHUNHUA SHOUSHU

图书在版编目（CIP）数据

骨肿瘤标准化手术／牛晓辉，郝林　主编. —北京：
北京大学医学出版社，2013.1
ISBN 978-7-5659-0469-1

Ⅰ. ①骨… Ⅱ. ①牛… ②郝… Ⅲ. ①骨肿瘤-外
科手术　Ⅳ. ①R738.1-64

中国版本图书馆CIP数据核字 (2012) 第245677号

骨肿瘤标准化手术

主　　编：牛晓辉　郝林
出版发行：北京大学医学出版社（电话：010-82802230）
地　　址：（100191）北京市海淀区学院路 38 号 北京大学医学部院内
网　　址：http://www.pumpress.com.cn
E－mail：booksale@bjmu.edu.cn
印　　刷：北京圣彩虹制版印刷技术有限公司
经　　销：新华书店
责任编辑：冯智勇　　责任校对：金彤文　　责任印制：苗旺
开　　本：889 mm ×1194 mm　1/16　印张：14.5　字数：400 千字
版　　次：2013 年 1 月第 1 版　　2013 年 1 月第 1 次印刷
书　　号：ISBN 978-7-5659-0469-1
定　　价：158.00 元

本书由

北京大学医学科学出版基金

资助出版

前　言

骨肿瘤是指发生于骨的运动系统肿瘤，在肿瘤范畴和骨科范畴中均是少见疾病。骨肿瘤在骨科诊治，经治医生要同时具备骨科学及肿瘤学的双重知识。在我国，除少数专业的骨肿瘤中心外，大部分的骨科医生一般很少同时具备专业的肿瘤学知识。

手术是治疗骨肿瘤的主要手段。当一名医生准备实施骨肿瘤手术时，他应该想到：自己首先是一名肿瘤科医生，其次才是骨科医生。这很重要，它决定着骨肿瘤患者是否真正按照肿瘤的规律得到治疗。在进行手术治疗前，必须明确诊断。肿瘤的诊断应包括两个方面：肿瘤名称的诊断和侵及范围的诊断，后者常常为非肿瘤专业医生所忽略。诊断没有明确之前就盲目进行手术；为方便功能重建随意缩小肿瘤切除边界，会给肿瘤患者造成无法弥补的损失，这种例子比比皆是。

骨肿瘤可发生在全身各骨，性质各异，侵及范围不同，所以手术的标准化比较困难。但并非完全无章可循。切除肿瘤的范围依据是 Enneking 外科分期系统和对应的外科边界理论。肿瘤切除是否达到所要求的外科边界，是肿瘤手术成功与否的关键。肿瘤切除后会遗留骨及软组织的缺损，需要进行组织及功能重建。骨科医生比较熟悉这方面的知识。

北京积水潭医院骨肿瘤科历经近四十年的历史，经过几代人的努力，发展成为国内规模最大、历史最悠久的骨及软组织肿瘤诊疗中心。在中心的病例资料库中，保存着万余例患者的详细资料。我们选取不同种类、不同部位的 30 余种手术，以图谱的方式详细阐述手术过程和方法，包括临床工作中的一些经验体会，供大家参考。这些手术基本覆盖了常见的骨肿瘤手术类型（脊柱肿瘤除外）。我们希望阅读者能够理解、吸收规律性的东西以应用于今后的临床工作中，而不要生搬硬套，否则就违背了我们的初衷。

本书附 DVD 光盘，内含三个手术视频，供读者观摩、借鉴。

感谢积水潭医院骨肿瘤科的全体医生在繁忙的临床工作中挤出时间精心选择病例、整理材料并最终成文。感谢徐海荣、刘征宇医生在图像和文字整理过程中所做的工作。

牛晓辉　郝　林

2013，1

目　　录

第四部分　截肢术

第一部分

上肢肿瘤

桡骨下端肿瘤切除、取髂骨植骨桡腕关节融合术

【手术适应证】

1. 桡骨下端骨原发恶性肿瘤、部分转移性肿瘤、侵及或包绕桡骨下端的软组织肉瘤，未侵犯重要神经、血管。

2. 桡骨下端骨巨细胞瘤，Campanacci 3 级和部分 2 级、骨破坏严重、软组织包块较大、无法行刮除手术。

3. 桡骨下端肿瘤未侵犯腕关节，或虽有侵犯但可通过关节外切除获得可接受的外科边界。

4. 广泛切除肿瘤后，存留可接受的软组织覆盖，或通过软组织转移获得可接受的软组织覆盖。

【应用解剖】

1. 狭义的腕关节又称为桡腕关节，是由桡骨下端关节面和尺骨头下方的关节盘（三角纤维软骨）远侧面做关节窝，近排腕骨包括手舟骨、月骨和三角骨的近侧面做关节头，是典型的椭圆关节。桡腕关节周围没有肌肉覆盖，其关节囊菲薄，

各方均为韧带所加强，包括桡腕掌侧韧带、桡腕背侧韧带、腕桡侧副韧带、腕尺侧副韧带，以上结构成为保持桡腕关节完整的组织。桡腕关节的运动与腕骨间关节的运动同时进行，可以做背伸、掌屈、外展（桡偏）和内收（尺偏）四种动作，一般活动范围为掌屈 40°～50°、背伸 50°～60°、桡偏 10°、尺偏 20°。

2. 前臂下端背侧并无重要血管、神经结构，而大多为腕、指伸肌肌腹和肌腱，自桡侧至尺侧分别为拇长展肌、拇短伸肌、桡侧腕长伸肌、桡侧腕短伸肌、拇长伸肌、示指伸肌、指伸肌、小指伸肌和尺侧腕伸肌，因此常选择此入路进行桡骨下端的切除。

3. 前臂下端掌侧除了腕、指各层屈肌腱外，尚有桡血管、尺血管和正中神经、尺神经等保肢的重要结构，分离桡骨掌侧结构时应倍加小心。但桡骨下端掌侧有旋前方肌阻隔，通常能在掌侧获得很好的外科边界（图 1-1）。

图 1-1 前臂桡骨下端 1/4 横断面及背侧入路示意图

【病例介绍】

男性，25岁，因"左腕酸痛、无力1个月"收入院。X线片显示左桡骨下端溶骨性骨破坏，基质尚均匀，未见骨化及钙化；边缘清晰，未见硬化带；皮质有膨胀性改变，掌侧明显，可见软组织包块，未见骨膜反应（图1-2）。增强CT除以上征象外尚可见病灶明显强化（图1-3、图1-4）。术前经穿刺活检诊断为骨巨细胞瘤。

【术前设计】

按照Enneking外科切除原则，对于3期肿瘤，应行边缘甚至是广泛的切除边界。此病例掌侧有软组织包块，故应牺牲部分旋前方肌包裹肿瘤（图1-5）；其他各面未见肿瘤突破骨皮质，故于骨膜外切除即可；病灶纵向长度为4cm，应距病灶最上端至少1~2cm截骨（图1-6）；桡骨关节面未受侵，行经关节切除即可，但需同时包含关节囊及韧带附丽。

图1-2 术前正、侧位X线片

图1-5 横断面切除范围示意图

图1-3 术前CT骨窗、软组织窗、软组织增强窗

图1-4 术前CT骨窗的冠状位、矢状位重建

图1-6 冠状面切除范围示意图

【手术过程】

1. 患者行臂丛阻滞麻醉后，取仰卧位，手背朝上，消毒范围为整个上肢，可在止血带下手术。手术切口起自第3掌骨头背侧，向上端纵行至预计截骨水平的前臂背侧，应包括穿刺活检道（图1-7）。

图1-7　手术切口

2. 逐层切开皮肤、皮下组织及深筋膜，梭形切除穿刺活检道并保留与肿瘤瘤段于一体，分离拇长展肌、拇短伸肌腱和桡侧腕长、短伸肌腱并牵向桡侧，拇长伸肌腱和各指长伸肌腱牵向尺侧，即可显露桡骨下段，保留桡骨浅面疏松结缔组织和骨膜与肿瘤瘤段于一体（图1-8）。

图1-8　显露桡骨下段背侧

3. 充分显露好桡骨下段背面，于距腕关节面5cm处截断桡骨（图1-9）。

图1-9　桡骨截骨

4. 提起桡骨下段，由于软组织肿块突向掌侧，故保留旋前方肌与肿瘤瘤段于一体，于桡骨尺侧切开骨间膜，桡侧注意保护好掌面的桡血管神经束，充分向远侧游离至腕关节囊（图1-10）。

图1-10　游离桡骨下段掌侧

5. 切开腕关节囊及附着于桡骨下端的各韧带，即可切除整个桡骨下端肿瘤瘤段（图1-11、图1-12）。

图1-11　切开腕关节囊

图 1-12　桡骨下端切除后

6. 另铺手术器械台行右侧髂骨取骨，取髂嵴下段切口，逐层切开皮肤、皮下组织及深筋膜，向两侧推开肌肉后，切取约 5cm 长髂骨骨块（图1-13）。

图 1-13　髂骨骨块

7. 打磨近排腕骨关节面，修剪髂骨骨块并与近排腕骨适配后，将髂骨骨块植于桡骨断端及近排腕骨间，以腕关节加压锁定重建钢板、螺钉固定桡骨残端、髂骨骨块、近排腕骨和第3掌骨于一体，腕关节固定于稍背伸位。髂骨骨块与桡骨断端和近排腕骨的接触端分别以自体松质骨植骨（图1-14）。

图 1-14　加压锁定重建钢板、螺钉固定桡骨残端、髂骨骨块、近排腕骨和第3掌骨于一体

8. 充分止血、冲洗伤口，留置伤口负压引流管1根，逐层缝合皮下组织、皮肤，封闭伤口。

【术后影像】
见图 1-15。

图 1-15　术后正、侧位 X 线片

【术后标本评估】
术后切除标本经福尔马林固定后，从外观和各向剖面确认是否达到术前计划的外科边界（图1-16、图1-17）。

图 1-16　术后标本各面外观像（①背侧、②掌侧、③尺侧、④桡侧、⑤关节面、⑥断端）

图 1-17　术后标本剖面外观像（①冠状面、②矢状面、③横断面）

【术后处理】

1. 术后留置伤口负压引流管 1～2 根，待全天（24 小时）引流量少于 20ml 时拔除。术后应用抗生素 7～10 天。

2. 原则上不限制患者卧床，术后即可开始进行手功能锻炼，术后 4 周起可酌情练习前臂旋转功能，腕关节则应以掌侧前臂带腕关节石膏托或支具固定并保护 6～8 周，如骨端未愈合则应继续佩带保护直至骨愈合。

3. 术后患者应长期随诊，除肿瘤本身的随诊要求外，移植骨的愈合情况、内固定物以及前臂旋转功能的恢复均需通过随诊来动态观察，以便出现并发症时及时处理。

【专家点评】

1. 桡骨下端骨巨细胞瘤 Campanacci 3 级和部分 Campanacci 2 级由于刮除的不彻底性，应选择肿瘤段的切除，才能达成较好的外科边界，降低复发率。

2. 腕关节成形只有在达到以下三个条件时才可实施：①腕关节的软组织支持结构相对完整；②替代材料的关节面应该与宿主关节面适配良好；③术后应保留关节有相当的功能活动。传统的重建方法是取腓骨上端移植于骨缺损处，使腓骨上端关节面与腕骨关节面形成替代关节。而肿瘤造成的桡骨下端缺损往往由于保留的腕关节正常软组织支持结构较少，所以实施上述关节成形后，常造成腕关节稳定性差。术后虽有一定关节活动，但力量较差，甚至于可有疼痛和脱位。故我们选择关节融合，尽管损失了腕关节的活动功能，但却保证了腕关节的稳定。重建材料的选取多种多样，取髂骨融合的好处在于植骨块三面包裹皮质骨并且有较为丰富的松质骨，强度较好，而且比腓骨和异体骨有良好的骨愈合率。

3. 应选用坚强的内固定，固定范围应包括桡骨骨干、髂骨植骨块、腕骨和第 3 掌骨，固定应符合 AO（国际内固定学会）原则。接骨端应以松质骨植骨，尤其是桡骨干与髂骨的接触端。

4. 术后一定要带石膏或支具保护，以免出现早期骨折、内固定失败或延迟愈合、不愈合；一旦出现以上并发症，应及时切开植骨、更换内固定以保证融合端的稳定。

（王　涛　郝　林）

2 肱骨干恶性肿瘤广泛切除、异体骨重建术

【手术适应证】

1. 肱骨干骨原发恶性肿瘤（Enneking：ⅠA、ⅠB、ⅡA 及化疗反应好的ⅡB、ⅢB 肿瘤）；部分转移性肿瘤；侵及、包绕肱骨干的软组织肉瘤。

2. 肿瘤水平肱血管束和神经未受侵，位于肿瘤间室外或反应区外，手术中可疏松分离。

3. 肱骨干肿瘤行广泛切除后剩余的肱骨上端和肱骨下端足够长，适合做异体骨（中段假体）的髓内、外固定。

4. 广泛切除肿瘤后，存留可接受的软组织覆盖；或通过软组织转移获得可接受的软组织覆盖。

【应用解剖】

1. 肱骨干并非恶性骨肿瘤最好发部位，比较常见肿瘤包括尤文肉瘤、转移癌、淋巴造血系统肿瘤。肱骨中段有部分影响肩、肘关节活动的肌肉附着（如三角肌，喙肱肌，肱肌，肱三头肌内、外侧头等），根据瘤段截除的长短会影响上肢活动。但由于保留了肩、肘关节的骨性及软组织结构，肱骨干瘤段截除异体骨（中段假体）重建后上肢功能优于肱骨上端、下端人工关节及全肱骨人工关节重建后的上肢功能。该部位重建方式的持久性，影响患者远期功能。

2. 臂丛血管神经束全程主要位于上臂内侧，但桡神经伴肱深动脉入肱骨桡神经沟，至肱三头肌内、外侧头之间，紧贴骨面由内上后方斜向外下前方。当肿瘤位于肱骨干内后侧有较大软组织肿块时，常与桡神经关系紧密。术前应判断好桡神经与肿瘤之间的关系，术中能否达到术前设计的外科边界。术中需仔细分离，若桡神经与肿瘤关系紧密，保留桡神经会缩小术前设计的外科切除边界，需将桡神经连同肿瘤一并切除，依患者具体情况决定是否一期或二期重建桡神经功能（图 2-1）。

3. 假体安装时，应充分考虑安装位置和受力平衡，牢固固定，尽可能延长其使用寿命，避免过早松动。

图 2-1　肱骨中段血管、神经解剖图

【病例介绍】

女性，21 岁，因"左上臂间歇性疼痛 3 年，加重 40 天，肱骨病变刮除术后 25 天"入院。患者于 3 年前无明显诱因出现左上臂间歇性疼痛，未引起重视，无特殊处理。入院 40 天前发现左上臂包块，感疼痛加重，到当地医院就诊，影像学发现左肱骨干病变，未行穿刺活检，直接行左肱骨干病变刮除植骨。术后病理提示为软骨肉瘤，为进一步治疗来我院就诊。入院后予完善影像学检查（局部 X 线片、加强 CT、加强 MRI、全身骨扫描、胸部 CT）（图 2-2 ~ 图 2-5），我院病理科会诊当地医院病理切片，证实诊断为软骨肉瘤。因肿瘤位于肱骨中段，臂丛血管神经束未受肿瘤侵及，肩、肘关节可保留，同时考虑为骨原发恶性肿瘤，拟行肿瘤广泛切除、异体骨置换术。

图 2-2　肱骨中段软骨肉瘤，正、侧位 X 线片

图 2-3　肱骨中段软骨肉瘤刮除术后，正、侧位 X 线片

图 2-4　CT 显示肿瘤范围及与周围结构关系

图 2-5　MRI 显示肿瘤范围及与周围结构关系

【术前设计】

按照 Enneking 外科切除原则，对于骨原发恶性肿瘤，应达到广泛的切除边界。此病例应将肱骨中段及肿瘤软组织包块，及其外包绕的软组织袖（反应区）一并切除，同时应切除原手术切口污染范围全层，附着于肱骨中段的肌肉起止点也应距附丽点 1 ~ 2cm 切断。肱骨上 / 下截骨部位均应距最上 / 下骨或软组织病变边界 3cm 以上。术前按照 X 线片、CT、MRI 确定截骨长度为 19cm，肱骨上端截骨平面距肱骨头顶点平面为 6cm，肱骨下端截骨平面距肱骨头顶点平面 25cm（图 2-6）。

图 2-6　广泛切除范围模式图

【手术过程】

1. 患者麻醉后取平卧位，患侧肩部垫高。

2. 因原手术切口位于前外侧，故取肱骨中段前外侧切口。切口经过原切口并梭形切除原手术切口瘢痕及深层污染范围（图 2-7）。

图 2-7　手术切口

3. 因本例无明显软组织包块，主要是需广泛切除原手术开窗及因手术所污染的肱骨前外侧软组织区域。切口经过原切口并梭形切除原手术切口瘢痕，连同深层所污染的部分三角肌、肱肌及部分肱二头肌一并切除，并分别向肱骨内、外侧游离（图 2-8）。

图 2-8A　浅层显露

图 2-8B　原切口瘢痕及深层污染组织一并切除

4. 依术前测量设计，显露肱骨干上、下端截骨部位，环形切开骨膜，分别测量肱骨头顶点平面到肱骨上、下端截骨平面长度，确认截骨位置正确后，使用线锯离断肱骨上端。轻柔地向上提起肱骨干，显露肱骨后侧的肱三头肌肌肉附丽点，距离附丽点 1cm 切断肌肉。操作中注意游离保护桡神经血管束。同法离断肱骨下端，肱骨中段标本送检（图 2-9）。

图 2-9A　显露肱骨干上、下端截骨平面

图 2-9B　肱骨干上端截骨

桡神经

图 2-9C　轻柔提起肱骨干，显露肱骨后侧

图 2-9D　肱骨干下端截骨

5. 取下肱骨中段后于截骨上、下端髓腔取骨髓组织送病理检查确认截骨处髓腔正常，无肿瘤侵及（图 2-10）。

图 2-10A　显示肱骨上端正常髓腔

图 2-10B　显示肱骨下端正常髓腔

图 2-10C　取下的肱骨干标本

6. 将深低温冷冻异体骨全长置于 37 ～ 42℃林格液复温 1 小时后取出，制备成所需长度，可等于或略短于肱骨干截骨长度。并去除髓腔组织，

反复冲洗。将复温后异体骨置入骨缺损区，注意调节肩、肘关节方向协调一致，使用长锁定钢板固定异体骨全长，下端加用短钢板固定，截骨断端植入复温冲洗后异体骨颗粒。冲洗伤口，放置伤口负压引流管 2 枚，逐层缝合，包扎伤口（图2-11）。

图 2-11A　肱骨干标本和制备后异体骨

图 2-11B　长锁定钢板固定

图 2-11C　肱骨干上端截骨处植骨

图 2-11D　缝合伤口，放置伤口引流管 2 枚

【术后影像】

见图 2-12。

图 2-12　术后正、侧位 X 线片

【术后标本评估】

术后切除标本经福尔马林固定后，从外观和各向剖面，确认是否达到术前计划的外科边界（图 2-13）。

图 2-13A　标本前面

图 2-13B　标本后面

图 2-13C　标本侧面

图 2-13D、E　标本上（左）、下端髓腔（右）

图 2-13F　标本纵剖面

图 2-13G　标本横断面

【术后处理】

1. 术后放置伤口负压引流管 1～2 枚，24 小时引流量少于 20ml 时拔除。术后应用抗生素预防感染。待伤口愈合后开始肩、肘关节功能锻炼。

2. 需要术后化疗的患者，如化验检查无异常，可从术后 2 周（伤口愈合拆线后）开始化疗，如伤口延迟愈合，应等到伤口愈合后再开始化疗。

3. 术后患者应长期随诊，除肿瘤本身的随诊要求外，人工假体置换术后的感染、长期使用后的松动和下沉、假体的疲劳性损坏均需通过随诊及时发现和处理；异体骨术后反应、吸收、骨折、感染也需密切随访。

【专家点评】

1. 肱骨干恶性骨原发肿瘤在行手术切除时，首先应遵循 Enneking 外科肿瘤切除边界原则。如化疗反应好的骨肉瘤，应行广泛的切除边界。不应为勉强保肢或顾及术后功能而人为缩小切除边界，导致复发率增加，进而影响患者的生存率。

2. 肱骨干并非恶性骨肿瘤最好发部位，由于保留了肩、肘关节的骨性及软组织结构，肱骨干瘤段截除异体骨（中段假体）重建后功能优于肱骨上端、下端人工关节及全肱骨人工关节重建后功能，所以对于肱骨干原发恶性肿瘤应尽量保留肩、肘关节，行肱骨干瘤段截除重建，尤其是计算机辅助导航技术在骨肿瘤外科的应用可提高截骨的精确性，但前提是不应为勉强保肢或顾及术后功能而人为缩小切除边界。另外，截骨后肱骨上、下端剩余的骨长度可提供牢固固定所需的长度。

3. 由于肱骨干是转移癌及淋巴造血系统肿瘤较常发生的部位，而为了满足患者术后即刻的骨骼支撑功能恢复和对原发肿瘤的进一步治疗，往往采用中段人工假体重建；而对于骨原发恶性肿瘤，为追求更为长期的功能恢复，往往采用异体骨重建。虽然深低温冷冻干燥异体骨免疫原性更低，但结构强度差，深低温冷冻异体骨和深低温冷冻干燥异体骨相比是更好的结构植骨选择。

4. 随着人工假体、内固定材料和技术的进步、手术技术包括计算机辅助导航技术的完善，手术中可做到更精确的截骨，内固定所需的骨长度也可略缩短，而且肱骨相对下肢长骨为非负重骨，对固定强度要求可略降低，但这些都不代表内固定所需骨长度可以无节制地缩短。由于肱骨干上、下端各有肩、肘关节，手术操作中要注意按照正常解剖标志，恢复原始上臂解剖位置，保持肩、肘关节方向协调一致。

（赵海涛　张　清）

3 肱骨上端肿瘤病灶刮除、骨水泥填充术

【手术适应证】

1. 累及肱骨上端的良性肿瘤和类肿瘤疾病，如软骨母细胞瘤、骨巨细胞瘤、骨囊肿等。

2. 肱骨上端残留骨量可以保证刮除手术后骨的强度，或残余骨量可以进行内固定预防病理骨折。

3. 肿瘤未累及关节。

【应用解剖】

1. 肱骨上端疾病常影响肩关节功能。狭义的肩关节指盂肱关节，即由肩胛骨的肩盂与肱骨头形成的关节，其特点是骨性连接之间的匹配性差，关节囊松弛，需要依靠肩袖和周围肌肉提供其稳定性。

2. 为保护肩关节功能，刮除肱骨上端病灶，一般不进入肩关节，并需要尽量减少对肱骨上端周围组织的影响。需要避开关节囊、肩袖止点、二头肌长头、胸大肌止点、三角肌止点等。

3. 肱骨上端病灶刮除时开窗部位通常位于肱骨上端前外侧、关节囊止点以下、结节间沟后方、三角肌覆盖位置（图 3-1）。

【病例介绍】

男性，15 岁。主因"左肩疼痛 10 个月逐渐加重"入院。患者自 10 个月前无明显诱因出现左肩部疼痛，活动加重，休息后好转，未治疗。近 2 个月来疼痛加重，伴左肩关节活动受限。1 周前在当地医院行影像学检查，发现左肱骨上端溶骨性破坏，为进一步治疗入院。X 线片显示患者肱骨上端溶骨性破坏，病变内有钙化，边界较清晰，未见骨膜反应，未见软组织肿块。CT 显示病变范围。入院后行穿刺活检，病理报告为软骨母细胞瘤（图 3-2、图 3-3）。

图 3-2 肱骨上端软骨母细胞瘤正位 X 线片

图 3-1 肱骨上端解剖示意图

图 3-3　CT 和 MRI 显示肿瘤范围及与周围结构关系

【术前设计】

根据影像学资料确定病变范围局限于肱骨内，按照常规手术经三角肌与胸大肌间沟进入，在结节间沟外侧开窗，刮除病变。皮质骨侧仅保留骨皮质，松质骨侧刮除约 5mm 至正常松质骨。肱骨上端破坏范围不大，可不使用内固定（图 3-4）。

图 3-5　手术切口

2. 切开皮肤、皮下组织，向两侧牵开，显露三角肌、胸大肌以及走行于三角肌沟中的头静脉（图 3-6）。

图 3-4　开窗位置及刮除范围

图 3-6　浅层显露

【手术过程】

1. 患者仰卧位，患侧肩部稍垫高。切口自肩锁关节前方起始，沿三角肌与胸大肌之间间隙向下，达到三角肌中下 1/3 交界处（图 3-5）。

3. 从三角肌沟向两侧分离，分离保护头静脉，并将其与三角肌一同向外侧牵开（图 3-7）。

图 3-7　显露深层软组织

4. 轻轻将肱骨内旋，找到结节间沟后缘，在其后外方切开骨膜显露肱骨上端（图 3-8）。

图 3-8　显露肱骨

5. 根据病变大小在肱骨上开骨窗，刮除病变组织（图 3-9）。

图 3-9　在肱骨上开骨窗

6. 用高速磨钻打磨骨壁，至正常骨（图 3-10）。

图 3-10　磨钻打磨

7. 用石炭酸处理骨壁（图 3-11）。

图 3-11　石炭酸处理

8. 用冲洗枪冲洗（图 3-12）。

图 3-12A　冲洗枪冲洗

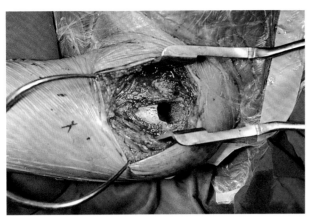

图 3-12B　冲洗后松质骨

9. 用骨水泥填充病灶（图 3-13）。

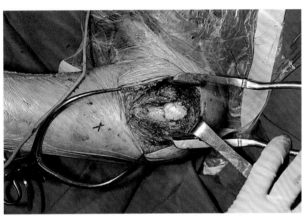

图 3-13　骨水泥填充病灶

10. 置入伤口负压引流管（图 3-14）。

图 3-14　置入伤口负压引流管

11. 分层缝合伤口（图 3-15）。

图 3-15　缝合后伤口

【术后影像】

见图 3-16。

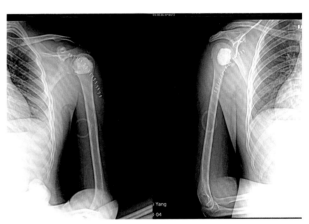

图 3-16　术后正、侧位 X 线片

【术后处理】

1. 术后放置负压引流管 1 根，待全天（24 小时）引流量少于 20ml 时拔除。术后应用抗生素 5 ～ 7 天。术后卧床 1 ～ 2 日，待术后麻醉恢复，患肢局部疼痛减轻后可下床活动。患肢可用颈腕吊带固定，至术后 2 ～ 3 周。2 周后可以开始肩关节各方向功能锻炼。

2. 术后患者应长期随诊，一般 2 年内每 3 个月随访一次，3 年内每 4 个月随访一次，5 年内每半年随访一次，5 年以上每 1 年随访一次。

【专家点评】

1. 肱骨上端是多种良性肿瘤及类肿瘤疾患常见的发病部位。对此类疾病的保肢治疗方法主要是病灶扩大刮除术。为减少肿瘤的复发风险，肿瘤刮除手术需要有良好视野，最好在直视下进行。肱骨上端肿瘤刮除，在肱二头肌长头外侧开窗，可以取得良好视野，同时又不影响肩袖功能。如果病灶范围较长，可以将开窗一直向下延伸，不会影响重要结构。

2. 对于良性肿瘤的刮除手术，特别是对骨巨细胞瘤、软骨母细胞瘤等具有侵袭性的肿瘤，使用刮勺刮除肿瘤后要再使用高速磨钻打磨，皮质骨处打磨约 1mm，松质骨处去除 5～10mm，同时用 95% 酒精、石炭酸、氩气刀等辅助治疗，减少复发。

3. 对于骨囊肿、动脉瘤样骨囊肿、纤维异样增殖症等良性疾病，刮除病灶后可用异体骨植骨；对于骨巨细胞瘤、软骨母细胞瘤等良性侵袭性肿瘤，病灶刮除后可用骨水泥填充。对于已经发生病理骨折的骨囊肿、动脉瘤样骨囊肿等疾病，可以等待骨折愈合后再行刮除术。如病灶刮除后剩余骨质少，强度差，骨折风险大，可在术中同时行内固定，避免术后出现骨折。

（李　远　牛晓辉）

4 肱骨上段恶性肿瘤广泛切除、人工假体重建术

【手术适应证】

1. 肱骨近端骨原发恶性肿瘤（Enneking：ⅠA、ⅠB、ⅡA 及化疗反应好的ⅡB、ⅢB 肿瘤）；部分转移性肿瘤；侵及、包绕肱骨上端的软组织肉瘤。

2. 肱骨上端骨原发良性侵袭性肿瘤，不适合刮除手术患者（如部分 3 期骨巨细胞瘤患者）。

3. 肿瘤水平臂丛血管神经束未受侵，位于肿瘤间室外或反应区外，手术中可疏松分离。

4. 关节外肿瘤；或关节内肿瘤，但通过关节外切除可获得满意的外科边界。

5. 广泛切除肿瘤后，有良好的软组织覆盖；或通过软组织转移获得可接受的软组织覆盖。

【应用解剖】

1. 肱骨上端干骺端是继股骨下端和胫骨上端之后的恶性骨肿瘤常见好发部位之一，该部位肿瘤广泛切除后功能重建的有效性，影响患者的上肢尤其是肩、肘关节功能；重建方式的持久性，影响患者远期功能。

2. 肩关节运动机制复杂，其中肩袖肌肉是维持肩关节稳定性和活动的最主要肌肉群，三角肌在肩关节外展、前屈、后伸时也起到重要作用，这些部位同时又是肱骨上端恶性肿瘤软组织包块常侵及的部位。根据外科边界要求，往往需要去除这些肌肉及相应支配肌肉的神经（包括腋神经），不应为更多功能的保留而牺牲外科边界。

3. 臂丛神经血管束全程主要位于上臂内侧，但桡神经伴肱深动脉入肱骨桡神经沟，至肱三头肌内、外侧头之间，紧贴骨面由内上后方斜向外下前方。当肿瘤于内后侧有较大软组织肿块时，常与桡神经关系紧密。术前应判断好桡神经处能否取得可接受的外科边界，术中仔细分离，必要时将桡神经连同肿块一并切除，依患者具体情况决定是否需一期或二期重建桡神经功能（图4-1）。

图 4-1　肱骨上端血管神经解剖图

4. 肩关节腔有软骨面和滑膜包裹，一般而言肿瘤很少突破这些包裹进入关节腔。但当有通关节病理骨折、不当的手术或活检等因素时，肿瘤有可能进入关节腔，手术时应酌情行关节外切除。

5. 假体安装时，应充分考虑安装位置和受力平衡，牢固固定，肩关节外展位固定 6～8 周，尽可能延长其使用寿命，避免肩关节脱位。

【病例介绍】

男性，16 岁，患者入院 6 个月前无明显诱因出现左肩疼痛，为间断性，与运动无关，休息后无缓解，未诊治。3 个月来疼痛逐渐加重，有夜间痛，口服中药等无明显缓解，在当地医院行切开活检，后来我院，行影像学检查（X 线片、局部加强 CT 及 MRI、全身骨扫描、胸部 CT），并会诊活检病理，确诊为肱骨上段骨肉瘤，Enneking 外科分期 Ⅱ B 期。确诊后行化疗甲氨蝶呤（10g/m² ）2 次、多柔比星（30mg/m² ×3 天）1 次、异环磷酰胺（3g/m² ×5 天）1 次。化疗反应良好，疼痛减轻，水肿消失、包块变小。X 线片及 CT 显示包块边界清晰，周缘硬化明显，MRI 显示肿瘤边缘反应区变小，边界清晰。臂丛神经血管束未受侵。完成术前化疗后准备行肿瘤广泛切除、人工假体置换术，由于瘤骨截除较长，同时使用异体骨重建（图 4-2～图 4-5）。

图 4-2　肱骨上段骨肉瘤，正位 X 线片

图 4-3　CT 和 MRI 显示肿瘤范围及与周围结构关系

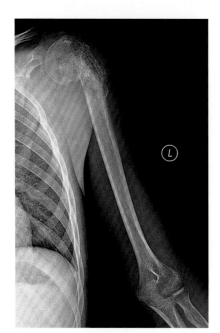

图 4-4　化疗后正位 X 线片，显示化疗反应良好

图 4-5　化疗后 CT 和 MRI 显示肿瘤范围及与周围结构关系

【术前设计】

按照 Enneking 外科切除原则，对于术前化疗反应良好的ⅡB期肿瘤，应行广泛的切除边界。此病例应将肱骨上段及软组织包块，及其外包绕的软组织袖（应于反应区外切除）一并切除。即应将包裹肱骨上端的关节囊、肩袖肌肉（冈上肌、冈下肌、肩胛下肌、小圆肌）、大部分三角肌，同时应切除切开活检道全层、起止于肱骨上段的肌肉，如胸大肌、背阔肌、大圆肌、肱三头肌外侧头、喙肱肌等，也应距附丽点1～2cm切断。截骨部位应距最远骨或软组织病变边界3cm以上。如图4-6所示。

图 4-6 广泛切除范围模式图

【手术过程】

1. 患者麻醉后取平卧位，患侧肩部垫高。

2. 因肱骨近段手术切口多采用 Henry 切口，故活检入路需经上臂前外侧经三角肌前缘进行。Henry 切口长度超过预计截骨水平，上端超过肩关节水平。切口经过切开活检道并梭形切除活检道（图4-7）。

图 4-7A 手术切口前方

图 4-7B 手术切口上方

3. 从三角肌胸大肌间沟进入，结扎头静脉，向两侧游离，将穿刺道经过的三角肌全层连同肿瘤一并切除（图4-8）。

图 4-8A 浅层显露

图 4-8B 显露三角肌胸大肌间沟，向两侧游离

4. 于肱骨中上段前侧游离，显露前侧之肱二头肌长、短头，并离断肱二头肌长头。于反应区外游离上方喙肱肌及下方肱肌，并距离肱骨附丽1cm切断。向肱骨内后侧方逐渐游离（图4-9）。

5. 显露肱骨上端至肩关节，依次显露肱骨近端附着之胸大肌、背阔肌及大圆肌附丽，距止点1cm切断（图4-10）。

图 4-9A 显露并离断肱二头肌长头肌腱

图 4-10A 显露并离断胸大肌肌腱

图 4-9B 显露并离断喙肱肌附丽

图 4-10B 肱骨近端及肩关节显露

图 4-9C 显露肱骨中上段前方肱肌及肌皮神经

6. 依次显露并切断肩关节周围之肩袖肌肉（冈上肌、冈下肌、肩胛下肌、小圆肌），同时切断肱二头肌长头上端肌腱起点，于肩盂侧切断肩关节囊（图4-11）。

图 4-9D 肱肌离断率开后前侧显露

图 4-11A 显露并离断肩胛下肌

图 4-11B　显露前侧及上方肩关节囊

图 4-12A　显露肱骨后侧

小圆肌肌腱

图 4-11C　显露并离断小圆肌

图 4-12B　测量截骨平面

肱二头肌长头

图 4-11D　显露并离断肱二头肌长头起点

7. 离断肩关节囊后，游离后侧残余之肌肉附丽，注意游离保护桡神经血管束，完全游离肱骨上段，依术前设计（根据 X 线片、CT、MRI 测量肿瘤长度，并相互校正）测量截骨平面（距肿瘤最远端 3cm），即距离肱骨头顶点下 23cm 环形切断骨膜，线锯截断肱骨。取下肱骨上段后于截骨下端的肱骨髓腔取骨髓组织做病理确认截骨处髓腔正常，未受肿瘤侵及（图 4-12）。

图 4-12C　线锯截骨

图 4-12D　肱骨下端髓腔取骨髓组织做病理检查

图 4-12E　切除肱骨上段后

8. 由于本例患者肱骨截骨较长，肱骨下端剩余骨质较少，采用人工关节异体骨复合物重建，以期加强重建后强度。将深低温冷冻异体骨全长置于 37～42℃林格液复温 1 小时后取出，制备成所需长度，并去除髓腔组织，反复冲洗。将异体骨套入肱骨近段人工关节，使用 2 块钢板将异体骨和剩余下端肱骨固定。人工关节表面包裹组织缺损重建单丝聚丙烯补片（MESH），肩盂侧使用锚钉固定，将 MESH 补片与剩余肩关节囊及肩袖组织及锚钉尾端用缝合线缝合固定，以重建肩关节囊及肩袖组织，改善肩关节功能，同时增加肩关节稳定性，防止肩关节脱位。冲洗伤口，放置负压引流管 2 根，于切口下端延长线上穿出皮肤，异体骨断端植骨，重建切断的肌肉断端至 MESH 补片，缝合皮下组织和皮肤。加压包扎。肩关节外展支架固定（图 4-13、图 4-14）。

图 4-13A　人工关节异体骨复合物

图 4-13B　截除的肱骨上段和人工关节异体骨复合物

图 4-13C　固定人工关节异体骨复合物，表面包裹 MESH 补片

图 4-13D　肩盂侧置入锚钉

图 4-13E　锚钉置入后

图 4-13F　缝合伤口

图 4-14　术后佩带肩关节外展支架体位像

【术后影像】

见图 4-15。

图 4-15　术后 X 线片

【术后标本评估】

　　术后切除标本经福尔马林固定后，从外观和各向剖面，确认是否达到术前计划的外科边界（图 4-16）。

图 4-16A　标本前侧观

图 4-16B　标本后侧观

25

图 4-16C　标本外侧观

图 4-16D　标本内侧观

图 4-16E、F　标本髓腔和关节面

图 4-16G　标本纵剖面

图 4-16H　标本横断面

【术后处理】

1. 术后放置负压引流管 1～2 根，待全天（24小时）引流量少于 20ml 时拔除。术后应用抗生素 7～10 天。卧床期间即可开始肌肉等长收缩的训练。术后使用肩关节外展支架固定 6～8 周，拆除外展支架后在专业医生的指导下进行功能锻炼。

2. 需要术后化疗的患者，如化验检查无异常，可从术后 2 周（伤口愈合拆线后）开始化疗，如伤口延迟愈合，一般应等到伤口愈合后再开始化疗，因为化疗对于伤口愈合有一定影响。

3. 术后患者应长期随诊，除肿瘤本身的随诊要求外，人工假体置换术后的感染，长期使用后的关节脱位、半脱位、松动和下沉，假体的疲劳性损坏均需通过随诊及时发现和处理。

【专家点评】

1. 肱骨上端是继股骨下端、胫骨上端之后恶性骨原发肿瘤最常见的发病部位之一。肱骨上端肿瘤的广泛切除和重建，是恶性骨肿瘤保肢治疗中最常应用的手术之一。甚至一些侵及或包绕肱骨上端的软组织肉瘤，以及部分肱骨上端的转移性肿瘤，也可采用此手术。

2. 肱骨上端恶性骨原发肿瘤在行手术切除时，首先应遵循的是 Enneking 外科肿瘤切除边界原则。如化疗反应好的骨肉瘤，应行广泛的切除边界。不应为勉强保肢或顾及术后功能而人为缩小切除边界，导致复发率增加，进而影响患者的生存率。三角肌和肩袖肌群在维持肩关节活动和稳定性方面至关重要，但按照广泛切除的原则，绝大多数患者的肩袖肌群及三角肌已连同肿瘤一起被切除，肩关节稳定性和活动动力受到严重破坏。目前使用锚钉及 MESH 补片尽量重建肩关节囊及剩余肩袖组织，可以尽可能保留肩关节的稳定性和活动。另外术后使用肩关节外展支架固定 8～12 周，一方面使肩关节粘连在外展位上，以利于肩胛骨和胸壁之间的活动能够部分代偿肩关节活动；另一方面肱骨上端人工关节术后容易发生肩关节前上方脱位，其原因主要由于肌力失衡，肱二头肌向上牵拉，肱骨头不能固定于肩盂，使瘢痕粘连固定于肩关节外展位，可以减少脱位发生，并需严格禁止患者做耸肩动作。患者术后功能锻炼应在手术医生或有经验的康复医生指导下进行。尽管骨肿瘤专业医生已经进行了各种尝试，如何提高肱骨上端瘤段截除人工关节置换术后肩关节功能，仍是一个难题。

3. 文献报道在深低温冷冻后，异体骨的免疫原性被大大降低，而对于异体骨强度没有太大影响。在术中，为了进一步降低深低温冷冻异体骨免疫原性，需要反复冲洗异体骨，去除髓腔中脂肪等组织，同时需要逐步复温，以尽可能保留异体骨活性。异体骨重建长度尽量不要长于截骨长度，以免引起神经血管束过度牵拉。

4. 肱骨近端恶性肿瘤切除后的保肢功能重建，有人工关节、瘤骨灭活再植、同种异体骨、人工关节异体骨复合物等多种方法。本例因为截除瘤骨长，为加强人工关节稳定性，采用人工关节异体骨复合物重建。瘤骨灭活再植和同种异体骨两种方法因较高的并发症（感染、不愈合、灭活骨或移植骨骨折）发生率制约了其发展，随着人工关节材料的进步和手术技术的完善，近十余年来，人工关节置换成为了重建的主要手段。上肢的非负重性决定了肱骨上端人工关节术后松动率较低。虽有相对较低的并发症发生率，但术后差强人意的肩关节功能仍没有很好的解决方法，尤其是对于年轻患者。

（赵海涛　张　清）

5 肱骨恶性肿瘤广泛切除、全肱骨人工假体置换术

【手术适应证】

1. 肱骨原发恶性肿瘤（Enneking：ⅠA、ⅠB、ⅡA及化疗反应好的ⅡB、ⅢB肿瘤）。

2. 转移性肿瘤，病变范围长，需切除全肱骨者。

3. 肿瘤未侵及肱血管，能达到广泛切除边界者。

4. 广泛切除肿瘤后，存留可接受的软组织覆盖，或通过软组织转移获得可接受的软组织覆盖。

【应用解剖】

1. 肱骨上端有三角肌覆盖，三角肌由腋神经支配，为肩关节外展的动力肌，当肿瘤较大时，为达到广泛的外科边界，常常切除腋神经和部分三角肌。

2. 肱二头肌长头腱，起于肩胛骨的盂上结节，穿过肩关节腔。部分肱骨上端的恶性肿瘤会沿二头肌腱侵入到关节腔，为达到广泛的外科边界，需切除部分肩胛盂。

3. 肱血管位于肱二头肌与肱三头肌之间的沟内（图5-1）。桡神经位于肱三头肌的长头与外侧头之间。

4. 肩胛盂较小而肱骨头较大，因此肩关节是最不稳定的关节，靠周围的关节囊和肌肉等来维持肩关节稳定，因此人工关节置换术后，应重建关节囊来维持关节稳定。

5. 肘关节是一个稳定的关节，在行全肱骨置换时，切除鹰嘴，植入到尺骨的髓腔中。

6. 在定制人工关节时，人工关节应与切除的肱骨等长或稍短，否则植入困难。

【病例介绍】

男性，13岁，因"右上臂疼痛50天"入院，入院后给予各项术前检查（图5-2）。穿刺活检病理报告为：骨肉瘤。确诊后行化疗：甲氨蝶呤（10g/m² ）2次、多柔比星（30mg/m²×3天）1次、异环磷酰胺（3g/m²×5天）1次。化疗反应良好，疼痛减轻，水肿消失，软组织肿块变小。X线片及CT显示肿块边界清晰，周缘硬化明显（图5-3）。完成术前化疗后，准备行全肱骨广泛切除，人工全肱骨假体置换术。

图5-2 （化疗前）右肱骨可见成骨性骨破坏，Codman三角

图5-1 臂部的解剖示意图

肱二头肌
肱血管
肱肌
肱三头肌长头
三角肌
肱三头肌外侧头

图5-3 4次化疗后，肿块边界变清，硬化缘出现

图5-5 手术切口

【术前设计】

按照Enneking外科切除原则，对于术前化疗反应良好的ⅡB期肿瘤，应行广泛的切除边界。此病例应将穿刺道全层、部分三角肌、部分肱肌、部分肱桡肌、部分肱三头肌切除，胸大肌、背阔肌、大圆肌在肱骨的止点1~2cm处切断。距肩袖1~2cm处切断肩袖各肌。切断肩关节囊，在关节囊内切断肱二头肌长头腱。切断肘关节囊，连同全肱骨及周围的软组织袖完整地切除（图5-4）。

图5-6 浅层显露，显露出头静脉

图5-4 手术范围示意图

图5-7 切断胸大肌

【手术过程】

1. 患者仰卧位，患肩垫高，Henry入路（从肩峰至喙突，沿三角肌前缘至三角肌粗隆再至肘关节）（图5-5）。

2. 切开皮肤、皮下组织、深筋膜，梭形切除穿刺道，显露出头静脉（图5-6）。

3. 以头静脉为标志，显露出胸大肌在肱骨的止点，距止点2cm处切断胸大肌（图5-7）。

4. 在切口下端，肱肌与肱桡肌之间显露出桡神经，加以保护（图 5-8）。

图 5-8　显露出桡神经

5. 在切口上端，距三角肌止点一定距离切断三角肌（图 5-9）。

图 5-9　切断三角肌

6. 向上掀起三角肌，显露出腋神经和肱骨大结节（图 5-10）。

图 5-10　掀起三角肌

7. 切断背阔肌、大圆肌在肱骨的止点（图 5-11）。

图 5-11　切断大圆肌及背阔肌

8. 显露出肩袖及肩关节囊，依次切断肩胛下肌、冈上肌、冈下肌和小圆肌，切断肩关节囊及肱二头肌长头腱（图 5-12）。

图 5-12　切断肩袖

9. 在肱三头肌长头和外侧头之间，分离出桡神经（图 5-13）。

图 5-13　分离出桡神经

10. 在保护好桡神经的前提下，切开肘关节，完整地切除整个肿瘤（图 5-14）。

桡神经

图 5-14　切开肘关节，切除整个肿瘤

11. 要植入的定制的人工关节（图 5-15）。

图 5-15　人工全肱骨

12. 尺骨侧扩髓，进行髓腔准备（图 5-16）。

图 5-16　尺骨侧准备髓腔

13. 尺骨侧假体植入，骨水泥固定（图 5-17）。

桡神经

图 5-17　植入尺骨侧假体

14. 为重建肩关节囊和肩袖，假体的上端用人工补片包绕（图 5-18）。

图 5-18　人工补片缝合在假体上端

15. 为重建肩关节软组织的附丽，肩盂周围固定 4 个锚钉（图 5-19）。

图 5-19　肩盂周围放置锚钉

16. 植入关节并行肩关节周围软组织重建（图 5-20）。

图 5-20　肩关节周围软组织重建

17. 把三角肌、胸大肌等肌肉进行重建（图 5-21、图 5-22）。

图 5-21　三角肌、胸大肌重建

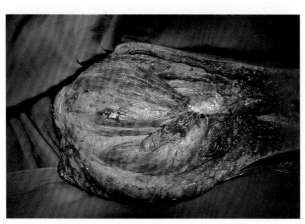

图 5-22　三角肌、胸大肌等肌肉重建后

18. 冲洗伤口，放置引流管准备关闭伤口（图 5-23）。

图 5-23　放置引流管，准备关闭伤口

【术后影像】

术后 X 线片示假体位置良好，骨水泥固定（图 5-24、图 5-25）。

图 5-24　肩关节正位 X 线片

图 5-25　术后肘关节侧位 X 线片

【术后标本评估】

　　术后切除标本经福尔马林固定后，从外观和各向剖面确认是否达到术前计划的外科边界（图5-26）。

图 5-26A　标本正面

图 5-26B　标本反面

图 5-26C　标本外侧面

图 5-26D　标本内侧面

图 5-26E　标本两端

图 5-26F　标本纵剖面

图 5-26G　标本横断面

【术后处理】

　　1. 患肩固定于外展支架 8 周，患侧肘关节和腕关节于术后 1～2 周开始活动，以免僵硬。术后 8 周拆除外展支架开始功能锻炼。

　　2. 术后常规应用低分子肝素以预防双下肢血栓形成及肺栓塞。术后放置负压引流管 1～2 根，待全天（24 小时）引流量少于 20ml 时拔除。术后应用抗生素 7~10 天。

3. 骨肉瘤患者术后 2 周伤口愈合良好，开始术后化疗。伤口愈合欠佳者，待伤口愈合后再行化疗。

【专家点评】

1. 肱骨上端是恶性骨原发肿瘤第三常见的发病部位。肩关节解剖复杂，肩袖止于肱骨的大结节，三角肌是肩外展的最主要的肌肉，腋神经支配三角肌。在肱骨上端的恶性肿瘤，三角肌常被视为肿瘤的屏障，被切除或切除一部分，腋神经不能被保留，肩袖也不能被保留，故术后肩关节的功能很差。肩关节盂较小，而肱骨头较大，导致肩关节不稳定，目前我们用人工补片和锚钉来修补肩袖和肩关节周围的肌肉，从而使肩关节稳定。

2. 肱骨上端肿瘤切除术后的骨缺损常用大段异体骨或人工关节来进行重建，但二者各有优缺点。异体骨重建可与肌肉、肌腱等愈合在一起，可提供较好的动力。但异体骨会发生排斥反应、异体骨吸收、骨不愈合、折断等并发症。人工关节可以提供良好的支撑，无排异反应等并发症，但人工材料不能与肌肉、肌腱等生物组织愈合，临床上常见的并发症是人工关节脱位。

3. 术后应使患肩在外固定支架上保持外展位 8 周，从而使肩关节周围的韧带及软组织有良好的愈合。应早期活动肘关节，以免肘关节功能障碍。术后盂肱关节的功能差，肩关节的活动主要靠肩胛骨胸壁关节的活动。

4. 尺骨的髓腔较细且有弯曲，在术前设计关节时，应考虑到尺骨髓腔的特点，以免术中植入假体困难。

（杨发军　丁　易）

6 肩胛骨恶性肿瘤，全肩胛骨切除术

【手术适应证】

1. 病变位于肩胛骨区域的尚未侵犯到肩关节的肩胛骨恶性肿瘤以及侵犯肩胛骨的软组织肉瘤。

2. 锁骨下血管束、臂丛神经及胸壁未被肿瘤侵及。

3. 如果肿瘤已向前或向外扩展并已累及肩袖或关节盂，不宜行此手术，而应行关节外切除。

【应用解剖】

1. 肩胛骨除在肩峰处与锁骨通过孤立的肩锁关节相连，并通过锁骨与躯干进行力学传导外，与躯干骨并无其他骨性连接。肩胛骨体被前方的肩胛下肌，后方的冈上肌、冈下肌、小圆肌和大圆肌完整包裹（图 6-1），肩胛下肌和胸壁之间因滑动非常疏松，易于分离。紧邻肩胛骨周围并无重要的血管和神经。这些特点使得发生于肩胛骨的恶性肿瘤及其软组织肿块极易被很好地包裹在上述区域内，这样全肩胛骨切除就可以使绝大部分肩胛骨恶性肿瘤获得很好的外科切除边界。

2. 肩胛骨切除时，主要易出现的重要血管神经损伤包括：①游离喙突时防止损伤锁骨下动、静脉和臂丛神经，分离结扎肩胛上动、静脉防止出血。②切断肱三头肌长头，大、小圆肌止点，切开关节囊后下方时，注意保护腋神经和旋肱血管。

3. 全肩胛骨切除后，因失去了肩盂的支撑和滑动，失去了肩袖的固定和把持，上臂将失去外展和上举的功能，肩关节将只能在前后极小范围内活动。

【病例介绍】

女性，10岁，主因"左肩部疼痛2个月"入院，检查X线片、CT及MRI（图6-2～图6-4）发现左肩胛骨骨破坏，经穿刺活检病理报告为尤文肉瘤。诊断：左肩胛骨尤文肉瘤。经多柔比星及异环磷酰胺化疗后，手术行左肩胛骨切除术。因本例患者肿瘤上缘邻近锁骨，故手术连同锁骨外1/3一并切除。常规肩胛骨切除术并不需截断锁骨，而是由肩锁关节处切断。

图 6-1　肩胛骨后区解剖示意图

三角肌
斜方肌
背阔肌

图 6-2　术前 X 线片

35

图 6-3　术前增强 CT 骨窗及软组织强化窗

图 6-4　术前 MRI

【术前设计】

1. 肩胛骨与躯干之间依靠斜方肌（锁骨肩峰端、肩峰和肩胛冈）、肩胛提肌（肩胛骨上角）、大小菱形肌（肩胛骨脊柱缘）、前锯肌（肩胛骨脊柱缘）连接，因此在行肩胛带切除术时，上述肌肉均需被切断。

2. 该患者软组织肿块主要位于肩胛骨腹侧面，正常肩胛骨腹侧面与胸廓之间间隔有肩胛下肌及前锯肌，该患者手术切除肩胛骨时应注意沿肿块外正常肌肉组织与胸廓之间疏松间隙分离，以达到广泛切除的外科边界。

【手术过程】

1. 患者健侧卧位，手术切口起自锁骨中外1/3，向后经肩胛冈沿肩胛骨外缘向下止于肩胛下角，梭形切除肿瘤活检道（图 6-5、图 6-6）。

图 6-5　手术切口

图 6-6　手术切口

图 6-8　翻起斜方肌

2. 显露肩胛骨边缘：切开皮肤、皮下组织及深筋膜，于深筋膜深层向两侧掀起皮瓣，外侧显露肩锁关节、三角肌后缘，内侧显露肩胛冈及斜方肌，将穿刺道全层保留在即将切除的肩胛骨上（图 6-7）。

图 6-7　显露肩胛骨边缘

3. 沿肩胛冈上缘掀起斜方肌（图 6-8），操作时注意保护副神经，避免造成损伤导致斜方肌无力，并将斜方肌整体翻向脊柱侧。从肩胛骨内缘切断提肩胛肌和大、小菱形肌，掀起肩胛骨内缘，寻找胸壁和肩胛下肌之间的疏松间隙。在肩胛骨下角处拉开背阔肌，显露肩胛骨下角并将其提起（图 6-9）。

图 6-9　切断提肩胛肌和大、小菱形肌，显露胸壁和肩胛下肌之间的疏松间隙

4. 将三角肌后缘自肩胛冈、肩峰起点上切断并向前翻起，显露其下方的冈下肌、小圆肌止点和大圆肌。注意保护腋神经和旋肱后血管束。切断大圆肌，游离并切断前锯肌的止点。切断肱三头肌长头于肩盂下方的止点，游离肩胛骨外侧缘，显露肩关节后方肩袖各肌及后关节囊（图 6-10、6-11）。

图 6-10　显露肩关节后方肩袖各肌及后关节囊

图 6-11　肩胛骨后区解剖示意图

图 6-14　肩胛骨后区解剖示意图

　　5. 前方继续掀起斜方肌位于胸锁关节和锁骨外端的部分，同时将三角肌位于肩峰和锁骨外端的起点切断，显露肩锁关节及锁骨外端。游离喙突，切断起自喙突的胸小肌、喙肱肌和肱二头肌短头起点（图 6-12）。注意保护锁骨下血管束和臂丛神经。游离肩胛上动、静脉并结扎切断（图6-13、图 6-14）。截断锁骨，显露肩胛骨肩峰端（图 6-15、图 6-16）。

图 6-12　游离喙突，切断起自喙突的胸小肌、喙肱肌和肱二头肌短头起点

图 6-15　肩胛骨后区肌肉及血管切除完毕后

图 6-13　结扎肩胛上动、静脉

图 6-16　肩峰附近解剖示意图

6. 切断肩袖肌肉及关节囊：至此肩胛骨各缘、喙突和肩峰端均已游离，仅剩肩袖各肌及肩关节囊与肱骨相连。用电刀由前到后依次切断肩胛下肌、冈上肌、冈下肌和小圆肌，切断关节囊，将肩胛骨完整切除（图 6-17～图 6-19）。

图 6-17　切开前侧关节囊

图 6-18　切断前侧关节囊后即将完整切除肩胛骨

图 6-19　切断前侧关节囊后即将完整切除肩胛骨示意图

7. 肩关节悬吊，关闭伤口：用钻头在锁骨断端打孔，用不可吸收缝合线将肱骨侧上方关节囊缝合于此（图 6-20、图 6-21），三角肌和斜方肌以及大小圆肌、背阔肌相缝合形成稳定的肩关节（图 6-22）。留置伤口引流管，逐层缝合深筋膜、皮下脂肪及皮肤（图 6-23）。

图 6-20　肩关节悬吊

图 6-21　肩关节悬吊示意图

图 6-22　三角肌和斜方肌以及大小圆肌、背阔肌相缝合

图 6-23　留置引流管，闭合伤口

【术后影像】

见图 6-24。

图 6-24　术后 X 线片

【术后标本评估】

术后切除标本经福尔马林固定后，从外观和各向剖面，确认是否达到术前计划的外科边界（图 6-25、图 6-26）。

图 6-25　术后标本各面外观像（①背侧、②腹侧面、③外侧缘、④内侧缘、⑤上端、⑥下端）

图 6-26A　术后标本剖面外观像（冠状面）

图 6-26B　术后标本剖面外观像（矢状面）

【术后处理】

1. 术后放置负压引流管 1 根，待全天（24 小时）引流量少于 20ml 时拔除。术后应用抗生素 7 天。

2. 术后患肢带颈腕吊带保护。术后 3 周去除吊带，锻炼肘关节及前臂功能。

【专家点评】

1. 肩胛骨切除术主要适用于肩胛骨的恶性骨肿瘤（如骨肉瘤、软骨肉瘤和尤文肉瘤等）。病变尚未侵犯到肩关节、锁骨下血管束及臂丛神经，胸壁未受侵及。如果肿瘤已向前或向外扩展并已累及肩袖或关节盂，不宜行此手术，而应行关节外切除。

2. 肩胛骨为扁平骨，其前后有肩胛下肌和冈上肌、冈下肌，发生于肩胛骨的肿瘤多有这些肌肉的包裹，可作为广泛切除的安全外科边界，手术中应注意避免破坏安全的外科边界。

3. 如病变仅累及肩胛骨体部，在术前设计时，如果保留肩胛盂仍能够达到广泛切除的外科边界，则应尽量保留肩胛盂，行肩胛骨次全切除。

（单华超　牛晓辉）

第二部分

下肢肿瘤

7 胫骨下端肿瘤刮除植骨术

【手术适应证】

1. 胫骨下端良性肿瘤或瘤样病变，如内生软骨瘤、软骨母细胞瘤、纤维结构不良等可进行刮除。而骨巨细胞瘤侵袭性强，对于 Campanacci 1～2 级的骨巨细胞瘤通常可进行刮除治疗；Campanacci 3 级的病例伴有软组织包块，需行切刮或切除治疗。

2. 胫骨下端感染。

3. 骨转移癌。部分转移癌病灶可结合微波或射频灭活技术进行刮除治疗，术后需结合放疗。

【应用解剖】

1. 踝关节下端体表可触及内外踝骨性突起，前方可触及胫骨嵴。

2. 胫骨下端到踝关节前方有三组肌腱，由内到外依次为胫前肌腱、踇长伸肌腱、趾长伸肌腱。

3. 胫前动、静脉和腓深神经在小腿下端位于胫前肌的外侧，下行至踝关节前、方后位于踇长伸肌腱和趾长伸肌腱之间。腓浅神经为腓总神经的终末支，穿出腓骨长、短肌后在踝关节前方位于深筋膜浅层（图 7-1）。

【病例资料】

男性，15 岁。1 周前无意中发现左小腿下端肿胀，无疼痛，就诊当地医院摄 X 线片发现左胫骨下端病变。既往体健。查体：左小腿下端皮肤无发红，局部肿胀，小腿下端内侧及外侧可触及肿块，质硬，轻压无疼痛，肿块不活动，踝关节活动正常。周径测量左小腿下端为 27cm，健侧为 26cm。

入院后 X 线摄片检查显示：左胫骨下端髓腔内干骺端偏心性溶骨性破坏，基质均匀，边界清楚，可见硬化缘，胫骨外侧皮质受侵变薄，前侧皮质有膨胀。未见骨膜反应及软组织包块（图 7-2）。

CT 显示胫骨下端溶骨性破坏，基质均匀，未见骨化或钙化，病变偏心性，胫骨前外侧皮质变薄，病灶内灰度与周围肌肉相似（图 7-3）。

入院后行穿刺活检病理检查诊断为软骨黏液样纤维瘤。行病灶刮除、钢板内固定术。

图 7-1　小腿下端和踝前部的结构

胫前肌

胫骨

腓骨短肌

腓骨长肌

胫前动脉

腓浅神经

图 7-2　胫骨下段正、侧位 X 线片

图 7-3 CT 骨窗和软组织窗

【术前设计】

1. 按照骨骼肌肉系统肿瘤 Enneking 外科分期原则，结合影像学及病理，该病变属于 2 期肿瘤。病变位于胫骨下端，胫骨大部分骨壳完整，可行刮除术治疗。

2. 术中前侧完整开窗，显露整个病灶。

3. 刮除后需要使用磨钻打磨，去除硬化缘。

4. 空腔填充异体松质骨，置入钢板及螺钉内固定。

【手术步骤】

患者仰卧位，麻醉，常规消毒铺单，上台下止血带。

1. 切口：踝管前方正中至小腿下端沿胫前肌外缘切开皮肤（图 7-4）。

2. 切开皮肤皮下组织，保护腓浅神经，切开深筋膜，显露胫前肌、𧿹长伸肌和趾长伸肌（图 7-5）。

图 7-5　切开深筋膜

3. 在𧿹长伸肌和趾长伸肌之间进入，把胫前动、静脉及腓深神经牵向外侧，显露胫骨下端（图 7-6）。

图 7-4　切口

图 7-6　显露胫骨下端

4. 胫骨前方沿病灶上缘和下缘之间开窗，开窗时注意保护，对于病灶内溢出物应立即以吸引器清除。骨刀等接触过肿瘤的器械应与其他器械分开单独放置，防止交叉污染（图7-7）。

图7-7　胫骨前方沿病灶上缘和下缘之间开窗

5. 以刮勺刮除病灶，避免肿瘤组织溢出，刮除时应注意把接触过肿瘤的器械与其他器械分开放置。对于病灶内溢出物应立即以吸引器清除（图7-8）。

图7-8　刮除病灶

6. 用咬骨钳等器械扩大骨窗，至病灶的上、下缘水平（图7-9）。

图7-9　扩大骨窗

7. 扩大骨窗后进一步刮除病灶（图7-10）。刮除时应注意把接触肿瘤的器械与其他器械分开放置。对于病灶内溢出物应立即以吸引器清除。

图7-10　进一步刮除

8. 使用牙科镜观察术者不能直视的区域是否残留病变组织（图7-11）。

图7-11　牙科镜的使用

9. 高速磨钻打磨整个病灶内壁，去除硬化缘。松质骨可打磨10mm，皮质骨打磨至正常骨质（图7-12）。

图7-12　高速磨钻打磨整个病灶内壁

10. 打磨后用脉冲式冲洗枪反复冲洗术野，冲洗时尤其注意保护周围组织，减少可能的污染（图7-13）。

图7-13　冲洗枪冲洗

11. 氩气刀烧灼整个病灶内壁。烧灼时应按顺序进行，避免遗漏（图7-14）。

图7-14　氩气刀烧灼

12. 腔壁均匀涂抹石炭酸，涂抹时要注意不要让石炭酸伤及周围正常软组织。不要使用大量石炭酸浸泡。涂抹3分钟后用冲洗枪再次冲洗（图7-15）。

图7-15　涂抹石炭酸

13. 取异体松质骨复温，制成松质骨条后填充空腔，置入钢板及螺钉固定（图7-16）。

图7-16　异体松质骨植骨后置入钢板及螺钉固定

14. 关闭伤口，留置引流管（图7-17）。

图7-17　关闭伤口

【术后影像】

见图7-18。

图7-18　术后X线片

【术后标本】

见图 7-19。

图 7-19　术后标本

【术后处理】

1. 24 小时引流量少于 20ml 可拔除引流管。

2. 术后 7 ~ 14 天可逐步进行股四头肌等长收缩功能锻炼。

3. 术后 2 周拆线，术后 3 个月内患肢避免负重，每 3 个月复查了解植骨愈合情况，直至植骨愈合后患肢负重行走。

【专家评述】

1. 软骨黏液样纤维瘤是少见的良性肿瘤，好发年龄为 10 ~ 30 岁，胫骨上端和股骨下端是其好发部位。按照 Ennecking 外科分期系统，软骨黏液样纤维瘤大部分属于 2 期肿瘤。胫骨下端的软骨黏液样纤维瘤相对少见。

2. 刮除术是骨肿瘤常用的治疗方式，主要用于良性及侵袭性肿瘤的外科治疗。软骨黏液样纤维瘤边缘部分硬化且高低不平，单纯普通刮勺很难把所有界面都刮到，极易残留肿瘤而导致复发，早期这种刮除术后的复发率可高达 50% 以上。近年来随着对肿瘤认识的提高，结合高速磨钻及氩气刀和石炭酸等辅助治疗方式的扩大刮除术已被临床广泛应用。扩大刮除术除了使用各种大小的刮勺，还包括使用磨钻打磨瘤床基底 10 ~ 20mm，氩气刀、液氮或石炭酸等辅助方式处理瘤床，脉冲式冲洗枪冲洗等。所有这些措施的目的就是尽可能地消除残留的肉眼不可见的肿瘤细胞。石炭酸和氩气刀使用后可进一步灭活几毫米内可能残留的肿瘤细胞，降低复发率。扩大刮除术的关键点是开窗一定要足够大，保证病灶内的各个角落均处于术者直视范围内。软骨黏液样纤维瘤经扩大刮除后复发率很低。

3. 异体骨植骨愈合时间较正常骨折愈合时间长，在确定愈合之前患肢应避免负重，并需要定期复查。

（徐立辉　张　清）

胫骨下段恶性肿瘤广泛切除、异体骨重建踝关节融合术

【手术适应证】

1. 胫骨下端骨原发恶性肿瘤（Enneking：ⅠA、ⅠB、ⅡA及化疗反应好的ⅡB、ⅢB肿瘤）；部分骨破坏严重的良性侵袭性肿瘤。

2. 肿瘤水平胫后血管束未受侵，位于肿瘤间室外或反应区外，手术中可疏松分离。

3. 关节内无裸露肿瘤，关节液未受侵；或虽有侵犯但可通过关节外切除获得可接受的外科边界。

4. 广泛切除肿瘤后，存留可接受的软组织覆盖；或通过软组织转移获得可接受的软组织覆盖。

【应用解剖】

1. 胫骨下端干骺端恶性骨肿瘤比较常见，该部位肿瘤广泛切除后功能重建的好坏，影响患者的身体支撑和行走；重建方式的持久性，影响患者远期功能。

2. 胫骨下端周围主要为腱性组织通过和关节囊、韧带附着，肌肉附丽点较少。肿瘤对于周围腱性组织和血管神经束主要以推挤为主，直接侵润较少，术中便于分离。

3. 踝关节融合后对下肢功能影响较小，而稳定的踝关节融合术既增加下肢行走的稳定性，又便于植入大段异体骨的固定和愈合。胫骨长轴向下延伸于距骨、跟骨贯穿（图8-1）。依据这一解剖特点，应用髓内钉逆行穿入，虽损失部分距下关节活动，但换来稳定的贯穿中心固定，是值得的。

4. 腓骨下端在下胫腓关节处与胫骨下端相距很近，部分胫骨下端肿瘤包块或反应区会侵及或包绕腓骨，这种情况下应将腓骨下端（下胫腓关节）一并切除，虽然保留腓骨下端对于重建有很多有利因素。

图 8-1　纵轴线上的胫骨下端、距骨和跟骨

【病例介绍】

男性，11岁，因右踝关节疼痛2个月并逐渐加重伴肿胀入院（图8-2）。X线片及CT、MRI检查发现右胫骨下端溶骨性破坏，伴有软组织肿块，破坏区内肿瘤性成骨（图8-3～图8-5），以骨肉瘤入院治疗。入院后行穿刺活检，活检病理结果支持骨肉瘤诊断。确诊后行甲氨蝶呤化疗（10g/m²）2次、多柔比星（30mg/m²×3天）1次、异环磷酰胺（3g/m²×5天）1次。化疗反应良好（图8-6），疼痛减轻，水肿消失，包块变小。X线片及CT显示包块边界清晰，周缘硬化明显。完成术前化疗后准备行肿瘤广泛切除，大段异体骨置换，踝关节融合，交锁髓内钉固定术。

图 8-2　患肢外观

图 8-5　MRI 显示肿瘤范围及与周围结构关系

图 8-3　正、侧位 X 线片示胫骨下段骨肉瘤

图 8-6　化疗后正、侧位 X 线片，显示化疗反应良好

图 8-4　CT 显示肿瘤范围及与周围结构关系

【术前设计】

按照 Enneking 外科切除原则，对于术前化疗反应良好的 Ⅱb 期肿瘤，应行广泛的切除边界，此病例应包括包裹胫骨下段及软组织包块，及其外包绕的软组织袖（反应区）。下胫腓关节虽未受侵，但因韧带连接密切，亦可一并切除。同时应切除穿刺道全层、附着于胫骨下端的关节囊和韧带起止点。截骨部位应距最远骨或软组织病变边界 3cm 以上（图 8-7）。

图 8-7　术前设计切除范围

胫骨下端切除后，为获得稳定的下肢功能，需行大段骨移植，并将植骨上、下端融合。该部位取自体骨移植无法实现，故行异体骨干移植。内固定要求将足部骨、异体骨、残余胫骨稳定地连接为一体，故选用交锁髓内钉固定。髓内钉从足底穿入点位于二、三足趾间纵轴连线与内外踝横轴连线的交汇点（图 8-8）。

【手术过程】

1. 患者麻醉后取平卧位，手术在止血带下进行，以减少出血。

2. 因胫骨下端前内侧覆盖薄，结构简单，故穿刺活检经前内侧进行。同理取胫骨下端前内侧切口，切口长度超过预计截骨水平，下端超过踝关节水平。切口经过穿刺点并梭形切除穿刺道（图 8-9）。

穿刺活检道

图 8-9　手术切口

3. 梭形切除的穿刺道及周围组织全层与将切除的胫骨下端整体相连，为防止脱落将全层边缘缝合固定。向两侧翻开皮瓣，显露胫后肌腱（图 8-10）。

胫后肌腱

图 8-10　浅层分离

图 8-8　髓内钉足底入针点

4. 游离胫后肌腱，切开踝管支持带，将胫后肌腱从踝管中游离出（图8-11）。

图8-11 游离胫后肌腱

5. 继续向后分离，将趾长屈肌腱及后方胫后血管神经束游离（图8-12）。

图8-12 游离趾长屈肌腱及胫后血管神经束

6. 向后牵拉游离好的踝管内肌腱及血管神经，显露胫骨下端后侧（图8-13）。

胫后血管束

图8-13 游离好的踝管内肌腱及血管神经

7. 游离胫骨下端外侧胫前肌腱、拇长伸肌腱、趾长伸肌腱和胫前血管束，牵拉向外侧，切开踝关节囊，显露踝关节（图8-14）。

图8-14 向外牵拉前外侧结构，切开关节囊

8. 显露胫骨干至预计截骨区域，测量好截骨长度，切断截骨处骨膜一周，套入钢丝锯，准备截骨（图8-15）。

图8-15 测量长度后截骨

9. 截断胫骨，在下胫腓关节上部截断腓骨，将胫骨下端提起，游离胫骨下端后方及外后方（图8-16）。

图8-16 游离后方结构，切开后关节囊，取下胫骨下端和腓骨下端（下胫腓关节）

10. 取下胫骨下端后可于截骨上端髓腔取骨髓组织做快速冰冻病理检查以确认截骨处髓腔正常（图 8-17）。

图 8-17　取截骨上端髓腔骨髓组织做快速冰冻病理以确认

11. 松止血带止血，照片显示去除胫骨下端后的空腔、距骨软骨面和腓骨下端残端（图 8-18）。

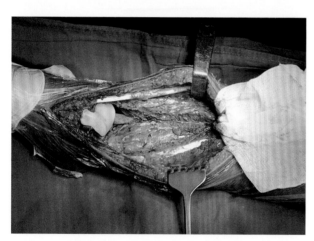

图 8-18　去除胫骨下端后的空腔

12. 取复温好的骨库保存深低温冷冻异体胫骨下端，依需要截取相应长度，去除关节面（图 8-19）。

图 8-19A　复温好的骨库保存深低温冷冻异体胫骨下端

图 8-19B　截取相应长度，去除关节面

13. 将异体骨骨髓成分去除，松质骨处打孔反复冲洗至白色。截下的剩余松质骨可修整成碎屑或细骨条，以备骨接触端植骨之用（图 8-20）。

图 8-20A　打孔冲洗后

图 8-20B　切取松质骨条

14. 用磨钻去除距骨的软骨面（图 8-21）。

图 8-21　去除距骨软骨面

15. 将复温好并修整完的异体骨放入骨缺损处，试行复位。异体骨的松质骨侧与去除软骨面的距骨接触，皮质骨侧与胫骨断端接触（图8-22）。

图 8-22 将异体骨复位

16. 用交锁髓内钉从足底打入，髓内钉穿过跟骨、距骨、异体骨和胫骨残端（图8-23）。

图 8-23 打入交锁髓内钉

17. 分别在导向器下和透视下锁定上、下端的锁钉，下端锁钉固定在跟骨和距骨（图8-24）。

图 8-24A 打入下端锁钉

图 8-24B 透视下打入上端锁钉

18. 将松质骨碎屑在骨干接触端周围植骨或将松质骨条排列捆绑在接触端周围（图8-25）。

图 8-25 骨接触端植骨

19. 如异体骨仍有微动，还可在骨干侧接触端小钢板固定（图8-26）。

图 8-26 接触端小钢板固定（另一病例照片）

20. 逐层缝合伤口，放置引流（图 8-27）。

图 8-27　缝合后外观

【术后影像】

见图 8-28。

图 8-28　术后正、侧位 X 线片

【术后标本评估】

术后切除标本经福尔马林固定后，从外观和各向剖面，确认是否达到术前计划的外科边界（图 8-29）。

图 8-29A　术后标本前面观

图 8-29B　术后标本后面观

图 8-29C　术后标本剖面

【术后处理】

1. 因大段异体骨移植后感染发生率较高，故术后应用抗生素 10～14 天。

2. 引流管在全天（24 小时）引流少于 20ml 后拔除。2 周后拆线。

3. 术后 4 周挂拐下地活动，部分负重，逐渐增加负重量，待 X 线片显示骨愈合后弃拐完全负重。

【专家点评】

1. 同膝、髋等关节相比，胫骨下端的侵袭性和恶性肿瘤相对少见。该部位软组织覆盖较薄，血运相对较差，手术切除较难达到广泛的外科边界，所以传统观念认为采用保肢手术后复发和其他并发症发生率会较高。同时，小腿截肢后佩戴假肢能获得很好的下肢功能，所以以往对该部位的恶性骨肿瘤大多以采用膝下的小腿截肢为主。

2. 应用异体骨移植并踝关节融合治疗胫骨下端的侵袭性和恶性肿瘤是近十余年国内外相继报道的方法，并取得了较好的近期和远期效果。随访统计表明，虽然该部位软组织覆盖较薄，血运相对较差，但术后复发率和感染、不愈合等术后并发症发生率并不高于（甚至低于）膝、肩等关节异体骨置换后，是一种行之有效的保肢方法。

3. 采用带锁髓内钉经足底逆行穿入将跟骨、距骨、异体骨和自体胫骨上段连续固定的方式，可以增强患肢的牢固性和负重能力，有利于骨愈合和防止异体骨骨折的发生。必要时还可加用小的钢板螺钉以防止异体骨的旋转和活动。

4. 小腿截肢后义肢功能良好。但如果保肢后能获得较好的功能，复发及其他并发症控制在较低的范围内，它给患者所带来的精神上的安慰和自信是义肢无可比拟的。虽然在下蹲和行走坡路时，融合的踝关节会带来明显的不便，长久使用之后还有可能出现其他的远期问题，但总体考虑其功能应强于义肢。

（郝　林）

9 胫骨中段恶性肿瘤广泛切除、异体骨重建术

【手术适应证】

1. 胫骨中段骨原发恶性肿瘤（Enneking：ⅠA、ⅠB、ⅡA 及化疗反应好的ⅡB、ⅢB 肿瘤）；侵及、包绕胫骨中段的软组织肉瘤。

2. 肿瘤水平胫后血管束和神经未受侵，位于肿瘤间室外或反应区外，手术中可疏松分离。

3. 肿瘤段广泛切除后，残存干骺端长度能够满足钢板螺丝钉或交锁髓内钉固定需要。

4. 广泛切除肿瘤后，存留可接受的软组织覆盖；或通过软组织转移获得可接受的软组织覆盖。

【应用解剖】

1. 胫骨中段是恶性骨肿瘤的好发部位，Ewing 肉瘤、少部分骨肉瘤、骨表面骨肉瘤、血管肉瘤（血管内皮瘤）、造釉细胞瘤等恶性骨原发肿瘤，都常发生于此。另外，该部位的深层软组织肉瘤，也常侵蚀或包绕胫骨干，切除时需将受侵骨干一并切除。该部位肿瘤广泛切除后功能重建的好坏，影响患者的行走；重建方式的持久性，影响患者远期功能。

2. 包绕胫骨干的小腿肌肉主要负责踝关节和足趾的屈伸，维持足踝的力量和稳定性。胫骨干恶性肿瘤要求的广泛切除依肿块的大小，或多或少均要切除部分周围肌肉，从而影响足踝的力量，甚至影响屈伸活动。应合理评估取舍术中周围肌肉的去留量，不应为更多功能的保留而牺牲外科边界（图 9-1）。

3. 经过该部位的主要血管神经束包括前外侧的胫前血管束和腓深神经、后方的胫后血管和胫神经。当肿瘤有较大软组织肿块时，常与股血管束关系紧密。术前应判断好血管处能否取得可接受的外科边界，术中仔细分离，必要时将血管外膜连同肿块一并切除。当胫后血管正常时，牺牲胫前血管一般不会引起明显的血供不足（图 9-2）。

4. 腓骨距离胫骨较远，一般可保留。保留腓骨对于肢体长度掌握、旋转度控制、术后稳定和支撑均有意义。但当肿块向外后侧较大侵及腓骨时，不应为上述便利而勉强保留腓骨。

图 9-1　小腿前面观解剖图

图 9-2　小腿中段断面解剖图

胫前血管束和腓深神经

胫后血管神经束

5. 交锁髓内钉和单/双侧的跨越移植骨的长钢板均是较好的固定方式。但髓内钉有时不能很好控制移植骨的旋转和微动，必要时可在接触端加用小钢板固定。

【病例介绍】

女性，23 岁，左小腿轻度阵发性疼痛 6 个月，并逐渐加重伴小腿中段隆起 3 个月。当地医院拍摄 X 线片及 CT 检查发现左胫骨中段前方皮质增厚，皮质内溶骨性破坏，诊断为胫骨肿瘤，在当地医院行切开活检，病理报告为："低度恶性血管源性肿瘤"。为进一步诊治来我院就诊（图 9-3）。入院后行加强 CT、MRI 检查，显示病变位于胫骨前侧皮质内，溶骨性破坏，破坏区内未见成骨改变和钙化，皮质有破损，骨外无明显软组织肿块，

病变区髓腔内信号异常。病变上、下端皮质反应性增厚。同位素骨扫描显示单发病变（图 9-4～图 9-7）。常规化验结果未见明显异常。外院病理片经我院会诊为：血管内皮瘤。

图 9-5　CT 显示肿瘤范围及与周围结构关系

图 9-3　病变部位外观

图 9-6　MRI 显示肿瘤范围及与周围结构关系

图 9-4　胫骨中段皮质肿瘤，血管内皮瘤，正、侧位 X 线片

图 9-7　同位素骨扫描显示为单发病变

【术前设计】

血管内皮瘤为低度恶性肿瘤，化疗不敏感，治疗主要为外科手术切除。此病例因未见骨外软组织肿块但皮质有破损，按照 Enneking 外科切除原则，应属ⅠB期肿瘤，应达边缘至广泛的切除边界。此病例因髓腔内受侵，所以切除范围应包括含病灶上、下端各3cm的整段胫骨干及包裹的骨膜和骨膜外相邻的部分肌肉，当然一同切除的还应包括整个切开活检的手术通道（图9-8）。

图9-8　广泛切除范围模式

【手术过程】

1. 患者麻醉后取平卧位，消毒范围应包括左下肢和左足。手术应尽可能在止血带下进行，以减少出血。

2. 因病变位于前侧皮质内，故取胫骨中段前方切口。切口经过穿刺点并梭形切除穿刺道（图9-9）。

切开活检通道

图9-9　手术切口及梭形切除穿刺道

3. 切开皮肤皮下，将原切开活检通道全层连同病变区域一并切除。内侧经皮下分离至胫骨后方，外侧将紧贴胫骨病变区的部分胫前肌一并切除（图9-10）。外侧游离出胫前血管束和腓深神经，分离至骨间膜。

图9-10　沿胫骨肿物两侧分离软组织

4. 测量后确定胫骨上、下截骨端的位置，紧贴胫骨剥离上、下截骨端处软组织，切开骨膜一周，套入钢丝锯，截断上、下截骨端（图9-11）。

图9-11A　截断胫骨下端

图9-11B　截断胫骨上端

5. 提起截断的胫骨，游离深方的胫后血管束和胫神经，切断骨间膜，将胫骨段深面相邻肌肉一同切除，取下切除的肿瘤胫骨段（图9-12）。松止血带止血。

胫后血管神经束

图 9-12A　提起截断的胫骨，游离深方的胫后血管束和胫神经

胫前血管神经束

胫后血管神经束

图 9-12B　取下切除的肿瘤胫骨段，显露胫前、胫后血管神经束

6. 取复温好的深低温骨库保存同种异体胫骨干，截取相应的长度，反复冲洗去除髓腔内骨髓成分（图9-13）。

图 9-13A　切除的肿瘤胫骨段和复温好的同种异体骨

图 9-13B　将异体骨截取同样长度

7. 将处理好的异体骨段放入骨缺损部位，试行复位，修整断端，直至位置满意（图9-14）。

图 9-14　异体骨段置入骨缺损处

8. 髌韧带止点上方纵行切开，纵行劈开髌韧带，从此部位开孔、插入导针、扩髓、顺行插入胫骨交锁髓内钉（图9-15）。

图 9-15A　胫骨上段开孔、扩髓

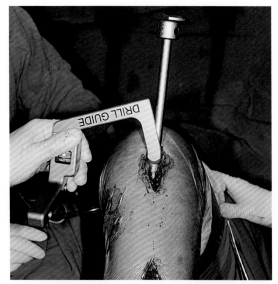

图 9-15B　打入交锁髓内钉主钉

9. 导向器指引下锁定上端两枚锁钉（图 9-16）。

图 9-16A　导向器指引下锁定上端锁钉

图 9-15C　透视位置满意（上段）

图 9-16B　导向器指引下锁定上端锁钉（正位）

图 9-15D　透视位置满意（中段）

图 9-16C　导向器指引下锁定上端锁钉（侧位）

10. 透视下锁定下端两枚锁钉（图 9-17）。

图 9-17A　透视下锁定下端锁钉

图 9-17B　透视下锁定下端锁钉

11. 固定完成，透视位置满意后，冲洗伤口，取松质骨碎屑（可用自体髂骨或异体骨残余部分的松质骨）在异体骨段上下接触端周围植骨（图 9-18）。

图 9-18　异体骨段接触端周围植骨

12. 放置引流管，逐层缝合切口，包扎回病房（图 9-19）。

图 9-19　缝合切口及引流管

【术后影像】

术后摄正、侧位 X 线片（图 9-20）。

图 9-20A　术后正（左）、侧位 X 线片（上段）

图 9-20B　术后正（左）、侧位 X 线片（下段）

【术后标本评估】

术后切除标本经福尔马林固定后，从外观和各向剖面，确认是否达到术前计划的外科边界（图9-21）。

【术后处理】

1. 放置负压引流管1根，待全天（24小时）引流量少于20ml时拔除。

2. 术后应用抗生素7~10天。术后卧床4周，

图9-21A　标本前面及切除的活检道

图9-21B　标本后面

图9-21C　标本侧面

图9-21D　标本横断面

图9-21E　标本纵剖面

待软组织愈合后开始膝、踝关节屈伸功能锻炼和下地少部分负重站立行走。卧床期间即可开始肌肉等长收缩训练。站立行走应循序渐进，早期宜多站少走，逐渐增加行走量和负重量，但原则上在骨愈合前不应完全负重。

【专家点评】

1. 长管状骨的骨干是仅次于干骺端的骨肿瘤好发部位，同干骺端发生的肿瘤不同，骨干部位的肿瘤在行广泛切除时，一般可保留住邻近关节。因此，该区域肿瘤切除后，不需考虑关节的重建，主要都是围绕骨干缺损后的替代材料和固定方式来讨论。

2. 应用同类生物材料替代并追求同宿主骨的愈合，是人们最大的希望，因此骨移植自然成为首选。自体骨移植虽不存在组织相容性问题，但

可供骨来源有限，可供骨与缺损骨形态差异较大，并不能完全满足节段性骨干缺损的重建要求。大段异体骨的移植虽存在一定组织相容性问题，并有感染、不愈合、异体骨骨折等并发症，但丰富的来源和形态仍使之成为一个主要手段。近年随着假体材料和固定技术的提高，应用于节段性骨干缺损的插入型假体的报道也日渐增多。

3. 骨干节段异体骨移植同异体半关节移植相比，因异体骨髓内成分清楚彻底、软组织覆盖好、不需关节活动锻炼等因素，术后感染的发生率明显低于后者。加之有两个骨连接端，所以它的术后主要问题是异体骨愈合问题。接触端适当的植骨有利于骨愈合。2 年以上仍不愈合，可考虑重新切开清理骨端并再植骨以促进愈合。

4. 应用在骨干节段异体骨移植时的内固定，主要为交锁髓内钉和钢板螺丝钉。前者优点为髓内中心固定，应力分布均匀，有报道，髓内钉固定异体骨骨折的发生率低于钢板固定；后者优点为骨端接触紧密，便于骨愈合。为增加骨端的稳定性和接触的紧密性，在交锁髓内钉固定的同时，接触端再加用小钢板固定，同时在周围植入自体或异体松质骨，应对提高愈合率有帮助。

（郝　林）

10 胫骨上端肿瘤刮除、骨水泥重建术

【手术适应证】

1. 胫骨上端良性肿瘤或瘤样病变。

2. 胫骨上端骨巨细胞瘤 Campanacci 分级 1～2 级。

3. 胫骨上端骨转移癌，病变均位于骨内时。

【应用解剖】

1. 胫骨上端是骨肿瘤的好发部位，该部位肿瘤行刮除术后，功能良好。

2. 胫骨前肌起于胫骨上 2/3 的外侧面、小腿骨间膜及小腿深筋膜的深面，止于第 1 跖骨底及第 1 楔骨内侧面。趾长伸肌起于胫骨上端外侧面、腓骨小头、小腿骨间膜、小腿筋膜及前肌间隔，止于第 2～5 趾背侧。

3. 胫骨前外侧的血管神经有胫前动脉和腓深神经。胫前动脉在胫骨粗隆水平起自腘动脉，腓深神经为腓总神经走行在腓骨长肌深面时分出。胫骨前外侧由肌肉覆盖，内侧缺少覆盖，因此开窗一般选胫骨前外侧（图 10-1）。

【病例介绍】

男性，27 岁，主因左小腿上端疼痛 2 个月入院，查体局部无明显肿块，左小腿上端压痛，膝关节活动正常。入院后行 X 线片、CT 及 MRI 检查（图 10-2、图 10-3），显示胫骨上端溶骨性病变，增强 CT 可见明显强化，完善影像学检查后经穿刺活检诊断为骨巨细胞瘤，行扩大刮除、骨水泥填充、异体骨植骨钢板内固定术。

图 10-2 术前 X 线片

图 10-3 术前 CT 及 MRI 显示肿瘤范围

胫骨前肌
趾长伸肌
腓骨长肌

图 10-1 胫骨上端解剖示意图

【术前设计】

对于侵袭性的骨巨细胞瘤，为减少局部复发率应行扩大刮除术。刮除之前需在胫骨前外侧骨皮质充分开窗，肿瘤瘤体先用大刮匙刮除，再依次换用小刮匙进行刮除，然后用高速磨钻在骨腔的各方向打磨1cm，充分冲洗骨腔及切口，然后用氩气刀烧灼进行辅助治疗，达到扩大刮除范围的目的。刮除后的空腔在邻近关节面的区域填充异体骨，其余空腔使用骨水泥填充。

【手术过程】

1. 患者腰麻满意后取平卧位，在止血带下进行手术，以减少出血。

2. 取小腿上端外侧切口，始于膝关节外侧间隙下1cm，向前弧形切口至胫骨嵴外缘，切开皮肤、皮下组织、深筋膜（图10-4）。

图10-4　皮肤切口

3. 钝性剥离胫前肌，显露胫骨上端外侧皮质，确定胫骨前外侧开窗位置（图10-5）。

图10-5　显露胫骨

4. 蒸馏水纱布保护周围软组织后，用骨刀从胫骨上端前外侧充分开窗，显露出病变组织（图10-6）。

图10-6　胫骨开窗

5. 用肿瘤刮匙将肿瘤刮出，留标本送病理检查（图10-7）。

图10-7　刮除肿瘤

6. 使用高速磨钻去除残留骨嵴，打磨各方向瘤壁约1cm，达正常骨质，另外，刮除后上端残存的软骨下骨厚度如不足1cm，则仅打磨至关节软骨即可（图10-8）。

图10-8　磨钻打磨

65

7. 必要时使用牙科镜辅助观察视野不好处的骨壁，确保瘤腔各个壁均烧灼彻底（图 10-9）。

图 10-9　观察瘤壁

8. 使用脉冲式高压水枪对瘤壁及术野进行冲洗，确保将术野内可能残留的肿瘤组织全部清除（图 10-10）。

图 10-10　冲洗枪冲洗

9. 冲洗后显示瘤壁，肿瘤刮除完全，可见正常骨质（图 10-11）。

图 10-11　显露瘤壁

10. 使用氩气刀烧灼刮除后的瘤壁，以达到扩大刮除的目的（图 10-12）。

图 10-12　氩气刀烧灼

11. 邻近关节面的空腔植入同种异体骨颗粒厚约 1cm（图 10-13）。

图 10-13　异体骨植骨

12. 其余的空腔使用骨水泥填充，确保所有空腔均被填充（图 10-14）。

图 10-14　骨水泥填充

13. 待骨水泥完成聚合后，于胫骨前外侧采用钢板进行预防性内固定，术中透视钢板位置满意（图 10-15 ）。

图 10-15　钢板固定

14. 留置负压引流管 1 根，固定引流管后逐层缝合切口（图 10-16 ）。

图 10-16　缝合皮肤

【术后影像】

术后拔除引流管后常规拍摄 X 线正、侧位片（图 10-17 ）。

图 10-17　术后 X 线片

【术后标本评估】

术后刮除标本进行拍照，送病理科检查（图 10-18 ）。

图 10-18　术后标本

【术后处理】

1. 术后放置负压引流管 1 根，待全天（24 小时）引流量少于 20ml 时拔除。术后应用抗生素 7 天。术后卧床 1 ~ 2 周，卧床期间即可开始肌肉等长收缩的训练。待软组织愈合后开始关节屈伸功能锻炼和训练双拐下行走，患肢禁负重。待术后 3 个月复查拍片示植骨愈合后，逐渐开始负重行走。对于无关节面下植骨的病例，术后 2 周即可开始负重行走锻炼。

2. 术后患者应长期随诊，观察是否有局部复发及膝关节面退变。

【专家点评】

1. 胫骨上端是骨巨细胞瘤第二好发的部位，扩大刮除术与传统的刮除术相比复发率显著降低。刮除时首先需在病变部位充分开窗，骨窗至少要与病灶同样大，肿瘤瘤体用大刮匙刮除，再换小刮匙刮除，然后用动力磨钻在骨腔的各方向研磨扩大 1cm，最后使用高压冲洗枪充分冲洗骨腔以去除全部碎骨屑及肿瘤组织。扩大刮除术包括辅助性治疗，如液氮冷冻、苯酚烧灼、聚甲基丙烯酸甲酯等理化方法以达到扩大刮除的目的。

2. 开窗充分才能在直视下刮除肿瘤，以避免存在肉眼看不见的死角而残留肿瘤，如果瘤体离膝关节面不足 1cm 则应磨至仅剩关节软骨。

3. 胫骨上端骨巨细胞瘤刮除后往往空腔较大，特别是扩大刮除后部分病例仅剩关节软骨，如果单纯采用骨水泥填充可能早期出现膝关节退变，我们建议在邻近关节面的区域植入至少 1cm 厚的松质骨，其余空腔区域填充骨水泥。胫骨上端刮除后部分学者认为不行内固定亦可获得满意的预后，我们建议当刮除后空腔较大、关节软骨下植骨时宜行内固定，否则有关节软骨塌陷、骨折的风险。

（邓志平　丁　易）

脞骨上段恶性肿瘤广泛切除、人工假体重建术

【手术适应证】

1. 胫骨上端骨原发恶性肿瘤（Enneking：ⅠA、ⅠB、ⅡA及化疗反应好的ⅡB、ⅢB肿瘤）；部分转移性肿瘤；侵及、包绕胫骨上端的软组织肉瘤。

2. 肿瘤水平腘血管束和神经未受侵，位于肿瘤间室外或反应区外，手术中可疏松分离。

3. 关节内无裸露肿瘤，关节液未受侵；或虽有侵犯但可通过关节外切除获得可接受的外科边界。

【应用解剖】

1. 髌韧带止于胫骨上端的胫骨结节处，为伸膝主要的动力。为广泛地切除肿瘤，髌韧带的止点常被切除，影响术后的伸膝功能。

2. 膝关节是运动非常复杂的关节，除有屈伸运动外，还有小范围的旋转活动。人工关节应设计为旋转铰链式关节，更符合生理活动。

3. 胫骨的前内侧软组织较少，仅有皮肤、筋膜覆盖，无肌肉覆盖。人工关节植入后，应行局部肌瓣或肌皮瓣转移，否则容易引起伤口并发症。

4. 胫骨后侧的腘肌是肿瘤的自然屏障，为广泛切除奠定了解剖学基础（图11-1）。

【病例介绍】

男性，23岁，主诉发现右膝部肿物10个月，伴有疼痛，曾到当地医院就诊，并行活检病理报告为：低度恶性纤维肉瘤。为进一步治疗来我院就诊。术前给予各项影像学的检查（图11-2、图11-3），并会诊原病理片。根据临床、影像、病理

图 11-2　胫骨上段 MRI 示：肿瘤位于胫骨的前侧，与髌韧带关系密切，未侵及关节腔（矢状面）

图 11-1　胫骨上端横切面解剖示意图

胫骨前肌

腘肌

腘血管

图 11-3　胫骨上端 MRI 示：肿瘤与髌韧带关系密切（横断面）

三结合的原则，诊断为：胫骨上端肉瘤。经术前准备后，行瘤段截除人工关节置换术。

【术前设计】

按照 Enneking 外科切除原则，对于ⅡB期肿瘤，应行广泛的切除边界。为达到广泛的外科边界，应切除部分胫骨前肌，距髌韧带止点 2cm 切断，切除足够的深筋膜及足够的皮肤，距止点 2cm 切断鹅足各肌腱，距肿瘤下界 3～5cm 切断胫骨，膝关节囊应于近股骨侧切断（图 11-4）。

图 11-4　手术切除范围示意图

【手术过程】

1. 患者仰卧位，常规消毒铺单，胫骨上端切口，梭形切除原手术瘢痕，切开皮肤、皮下组织（图 11-5）。

图 11-5　切开皮肤、皮下组织，显露出深筋膜，切除原手术瘢痕

2. 切开深筋膜，掀起皮瓣，距髌韧带止点 2cm 处切断，切除部分胫骨前肌（图 11-6）。

图 11-6　向两侧掀起皮瓣，距髌韧带止点 2cm 处切断

3. 切开髌旁支持带，显露出膝关节腔（图 11-7）。

图 11-7　切开髌旁支持带，显露出膝关节腔

4. 切除半月板及交叉韧带，切断腓骨头处股二头肌及外侧副韧带的止点，显露出腓骨上端（图 11-8）。

图 11-8　切除部分胫骨前肌，显露出腓骨上端

5. 切开后关节囊,在腘肌后侧显露出腘血管及胫神经和腓总神经,加以保护(图11-9)。

图 11-9A 切断后关节囊,显露出腘血管

图 11-9B 显露腘血管

6. 按术前设计的长度,切断胫骨,切断腓骨,完整地切除整个肿瘤,然后掀起腓肠肌内侧头肌瓣(图11-10)。

图 11-10 肿瘤已被切除,腓肠肌内侧头已掀起

7. 根据术前影像学检查,术前定制的人工关节为旋转铰链关节(图11-11)。

图 11-11 定制的人工膝关节

8. 重建髌韧带止点和关节囊所用的人工补片(图11-12)。

图 11-12 人工补片

9. 人工补片缝合在假体上(图11-13)。

图 11-13 人工补片缝合于假体

10. 按假体植入的要求，行股骨侧截骨（图 11-14）。

图 11-14　股骨侧截骨

11. 植入股骨侧假体，以骨水泥固定（图 11-15）。

图 11-15　植入股骨侧假体

12. 先测量假体的长度是否合适，然后植入胫骨侧假体，以骨水泥固定，复位假体（图 11-16）。

图 11-16　植入胫骨侧假体，复位

13. 在适当的张力下，把髌韧带缝合于 MESH 上，行髌韧带止点的重建（图 11-17）。

图 11-17　髌韧带止点的重建

14. 用腓肠肌内侧头肌瓣覆盖假体（图 11-18）。

图 11-18　腓肠肌内侧头肌瓣覆盖假体

15. 放置引流管后，逐层关闭切口，皮肤缺损处行植皮（图 11-19）。

图 11-19　逐层关闭切口

【术后影像】

术后 X 线片显示假体位置良好，以骨水泥固定（图 11-20）。术后全长 X 线片见图 11-21。

图 11-20A　术后正位 X 线片

图 11-21　术后全长 X 线片

【术后标本评估】

术后切除标本经福尔马林固定后，从外观各面及剖面判定，确认是否达到术前计划的外科边界（图 11-22）。

图 11-20B　术后侧位 X 线片

图 11-22A　标本前面

图 11-22B　标本后面

图 11-22F　标本的关节面

图 11-22C　标本内侧面

图 11-22G　标本的纵剖面

图 11-22D　标本外侧面

图 11-22H　标本的横断面

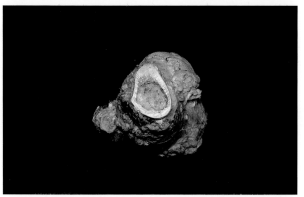

图 11-22E　胫骨横截面

【术后处理】

1. 术后给予石膏或支具固定膝关节于伸直位 6～8 周，6～8 周拆除石膏或支具后，再开始功能锻炼。术后常规用低分子肝素预防下肢静脉血栓形成。术后放置负压引流管 1～2 根，当日引流量少于 20ml 时拔除。术后静脉应用抗生素 7～10 天。

2. 术后应用口服抗生素 4～6 个月，以预防人工关节的延迟感染。当患者在术后出现感冒或皮肤感染等情况时，必须口服抗生素预防感染发生。

嘱患者定期复查，以便早期发现复发和转移，并指导患者功能锻炼。

【专家点评】

1. 胫骨上端是恶性骨原发肿瘤第二好发部位，因此胫骨上段肿瘤广泛切除、人工关节置换是常见手术之一。胫骨上端人工关节术后功能恢复的关键是伸膝装置的重建，因为在手术中髌韧带的止点胫骨结节被切除。在以往的手术中，通常把髌韧带与胫骨前侧的筋膜缝合在一起，但术后患者的伸膝功能差，不能完全伸直膝关节，差30°左右。现在我们用人工补片重建髌韧带和关节囊，并用支具把膝关节固定于伸直位6~8周，待髌韧带愈合后，再行功能锻炼。目前大部分患者的伸膝功能明显改善，约80%的患者能完全伸直。

2. 胫骨上端前内侧仅有皮肤、皮下组织和深筋膜覆盖。当行人工关节置换后，如果仅有皮肤覆盖假体，常会引起伤口的并发症如感染、伤口坏死等。为解决这一问题，常行腓肠肌内侧头肌瓣转移或肌皮瓣转移，大大减少了假体感染并发症。

3. 胫骨上段后侧有腘肌覆盖，腘肌成为胫骨上端骨肿瘤向外扩散的自然屏障。可保护腘血管不受肿瘤的侵及。从而使广泛切除成为可能。

4. 腘血管在上胫腓关节下分出胫前血管及胫后血管，胫后血管是小腿的主要供血血管，因此在切除肿瘤时一定要保留胫后血管，否则可能引起小腿肌肉缺血坏死。

（杨发军　丁　易）

腓骨上段恶性肿瘤广泛切除术

【手术适应证】

1. 腓骨上端或近段恶性肿瘤如骨肉瘤、软骨肉瘤或具有侵袭性的良性肿瘤如骨巨细胞瘤。

2. 胫后动脉位于肿瘤间室外或反应区外，手术中可分离。

3. 对于良性肿瘤术中可以保留腓总神经，对于恶性肿瘤往往需要将腓总神经一同切除。

4. 广泛切除肿瘤后，存留可接受的软组织覆盖；或通过软组织转移获得可接受的软组织覆盖。

【应用解剖】

1. 腓骨上端切除需要涉及的解剖结构包括：腓骨、上胫腓关节、腓骨上端起止的肌肉、胫前后动静脉、神经和腓总神经。

2. 腓总神经：腓总神经在腘窝后侧，沿股二头肌内缘下行，在股二头肌腱止点下绕过腓骨颈，进入腓骨长肌，并在肌内分成腓深神经和腓浅神经。腓总神经切除后将导致足不能背伸和内翻，并造成足背及趾背皮肤感觉异常。

3. 胫前后动静脉、神经：腘动、静脉走行于膝关节后关节囊和腘肌表面，至腘肌下缘分为胫前动、静脉和胫后动、静脉。胫后动、静脉经比目鱼肌肌腱弓深面行至小腿后侧深、浅两层屈肌之间。胫前动、静脉从上胫腓关节下穿过小腿骨间膜至小腿前面，自胫骨前肌和趾长伸肌之间，沿骨间膜下降。

4. 腓骨上端切除涉及的肌肉韧带：股二头肌腱、腓侧副韧带、腓骨长肌、趾长伸肌、胫骨前肌、比目鱼肌、胫骨后肌（图 12-1）。

图 12-1 腓骨上端解剖图

【病例介绍】

男性，18岁，主因右小腿肿胀、疼痛8个月入院。患者8个月前无明显诱因，自觉右膝外侧疼痛，行走后加重，休息不缓解。当时未予诊治。后患者症状逐渐加重，2个月前，患者来我院就诊，行X线、CT检查，发现右腓骨上端骨破坏（图12-2、图12-3）。行穿刺活检，病理报告为尤文肉瘤。确诊后行术前化疗。化疗反应良好，疼痛减轻，影像学显示软组织肿块明显变小（图12-4）。完成术前化疗后准备行肿瘤广泛切除术。

图 12-2　正、侧位 X 线片示腓骨上端尤文肉瘤

图 12-3　CT 和 MRI 显示肿瘤范围及与周围结构关系

图 12-4 化疗后正、侧位 X 线片，显示化疗反应良好

图 12-5 广泛切除范围模式图

【术前设计】

按照 Enneking 外科切除原则，对于术前化疗反应良好的 Ⅱ b 期肿瘤，应行广泛切除。为达到广泛切除，此病例切除腓骨近段时需要有部分趾长伸肌、胫骨前肌、胫骨后肌、比目鱼肌、腓骨长肌构成正常软组织袖包绕肿瘤用以提供安全的外科边界。根据 MRI 显示，腓总神经与肿瘤邻近，位于反应区内，需要在切除肿瘤时一同切除。胫前动静脉、神经从骨间膜向前穿行部分与肿瘤紧邻，也需要在手术时一同切除。上端在腓骨上附丽的股二头肌腱需要切断。内侧上胫腓关节从胫骨侧截骨。下端截骨超过病变范围 2cm（图 12-5）。

【手术过程】

1. 患者平卧位，大腿根部上气囊止血带控制出血。切口位于腓骨后缘，上端从腓骨头向上沿股二头肌腱方向延长 6～7cm，下端至预定截骨平面下端 3cm。梭形切除穿刺道（图 12-6）。

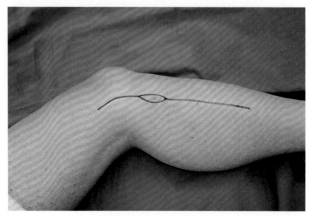

图 12-6 显示切口

2. 切开皮肤皮下，从深筋膜浅层分离，前侧至胫骨脊，后侧至显露腓肠肌外侧头（图12-7）。

图 12-7　浅层分离

3. 从股二头肌腱后缘切开深筋膜，分离显露腓总神经，在腓骨头上2cm切断并结扎腓总神经。（图12-8）。

图 12-8　显露腓总神经

4. 在腓骨头上2cm切断股二头肌腱（图12-9）。

图 12-9　显露股二头肌腱

5. 从比目鱼肌表面纵行切开深筋膜，距离比目鱼肌在腓骨上起点2cm切断比目鱼肌。从胫骨侧纵行切开深筋膜，切断胫前肌在胫骨上的起点。向腓骨侧拉开，显露骨间膜。纵行切开骨间膜，至截骨平面以远1cm。从预定截骨线用线锯截断腓骨（图12-10）。

图 12-10　下端截骨

6. 将截断腓骨向外侧翻开，从胫前动、静脉和胫后动、静脉分叉处以下，结扎胫前动、静脉。在下端截骨水平找到胫前动、静脉，将其结扎（图12-11）。

图 12-11　显露胫前动、静脉

7. 将截断腓骨向内侧翻开，将小腿三头肌向后拉开。显露胫后动、静脉和胫后神经。切断残余的胫骨后肌和踇长屈肌（图12-12）。

图 12-12　显露胫后血管神经

8. 用骨刀从胫骨侧切断上胫腓关节，切除腓骨上端（图 12-13）。

图 12-13　从胫骨侧切断上胫腓关节

9. 松止血带止血。在上胫腓关节部位钉入锚钉，将股二头肌腱固定，重建其止点（图 12-14）。

图 12-14　重建股二头肌止点

10. 置入引流管。用比目鱼肌和腓肠肌覆盖缺损（图 12-15）。

图 12-15　关闭切口

11. 缝合皮下组织、皮肤（图 12-16）。

图 12-16　缝合后切口

【术后影像】

术后摄正、侧位 X 线片（图 12-17）。

图 12-17　术后正、侧位 X 线片

【术后标本评估】

术后切除标本经福尔马林固定后，从外观和各向剖面，确认是否达到术前计划的外科边界（图 12-18）。

图 12-18A　标本外侧面

图 12-18B　标本内侧面

图 12-18C　标本剖面，可见切除的胫骨

图 12-18D　标本横断面

【术后处理】

1. 术后放置负压引流管 1 根，待全天（24 小时）引流量少于 20ml 时拔除。术后应用抗生素 7 ~ 10 天。术后卧床 2 周，待软组织愈合后开始关节屈伸功能锻炼和训练下地行走。卧床期间即可开始肌肉等长收缩的训练，因患者腓总神经被切除，可进行踝关节被动背伸练习。2 周后患者可以扶双拐部分负重下地行走，患肢可使用保持踝关节中立位的支具辅助行走。

2. 需要术后化疗的患者，如化验检查无异常，可从术后 2 周（伤口愈合拆线后）开始化疗。

【专家点评】

1. 腓骨上端的原发恶性骨肿瘤相对少见，其中以骨肉瘤、尤文肉瘤为主。此类疾病的治疗，应按照术前化疗 - 手术 - 术后化疗的方案。手术应遵循的是 Enneking 外科肿瘤切除边界原则，应达到广泛切除的外科边界。对于良性侵袭性肿瘤如骨巨细胞瘤的治疗达到边缘切除即可。

2. 腓总神经紧贴腓骨头下走行，对于骨巨细胞瘤等手术可将腓总神经分离，并向外后侧牵开，保留神经。但对于恶性肿瘤，由于其反应区较大，为达到广泛切除的外科边界，在切除肿瘤时往往要将腓总神经一同切除。腓总神经切除后可造成足下垂，影响行走功能，对此，术后可携带踝关节中立位支具，佩戴支具后行走功能基本正常。后期可行肌腱移位术重建屈踝功能。

3. 腓骨上端肿瘤有时体积较大，累及胫前动脉、神经，此时如果能够保留胫后血管、神经完整，可以从胫前动脉分叉处结扎胫前动脉，这样不会造成患肢缺血坏死。

4. 在上胫腓关节处理中，可以从胫骨侧截骨，得到安全的外科边界。

5. 腓骨上端有股二头肌腱附丽，切除腓骨时需要切断其附丽点，为保持膝关节的稳定性，切除腓骨后可将股二头肌腱重新固定于胫骨上端，重建其止点。

（李　远　牛晓辉）

13 股骨下端肿瘤刮除、骨水泥重建术

【适应证】

1. 股骨下端良性肿瘤或瘤样病变，如内生软骨瘤、软骨母细胞瘤、纤维结构不良等可进行刮除。而骨巨细胞瘤侵袭性强，对于 Campanacci 1～2 级的骨巨细胞瘤通常可进行刮除治疗；Campanacci 3 级的病例伴有软组织包块，需行切刮或切除治疗。

2. 股骨下端感染。

3. 骨转移癌。部分转移癌病灶可结合微波或射频灭活技术进行刮除治疗，术后需结合放疗。

【应用解剖】

1. 膝关节内侧可触及股骨内侧髁和胫骨内侧髁。前方可触及髌骨。股骨内侧的最突出部分为股骨内上髁。

2. 内侧深筋膜包绕缝匠肌，缝匠肌及股薄肌和半腱肌组成鹅足止于胫骨上端内侧。三块肌肉作用，实现屈膝及胫骨内旋。缝匠肌受股神经支配，半腱肌受坐骨神经支配，股薄肌受闭孔神经支配。

3. 缝匠肌后方有隐神经穿出，支配膝关节内侧感觉（图 13-1）。

图 13-1　膝关节内侧

【病例资料】

女性，32 岁，主因"右股骨下端骨巨细胞瘤术后 2 年"入院。2 年前患者因右膝疼痛就诊当地医院，检查发现右股骨下端病变。于当地医院行病灶刮除骨水泥填充术，术后病理考虑为"骨巨细胞瘤"，术后定期复查，1 个月前拍片发现骨水泥周围出现溶骨性破坏，考虑为复发而就诊我院。行 X 线检查提示右股骨下端骨水泥填充术后改变，侧位可见骨水泥前后方溶骨性改变（图 13-2）。股骨 CT 显示骨水泥周围溶骨性破坏，增强后组织明显强化，提示肿瘤复发（图 13-3）。胸部 CT 检查未见明显异常。

图 13-2A　股骨下端正位 X 线片

图 13-2B　股骨下端侧位 X 线片

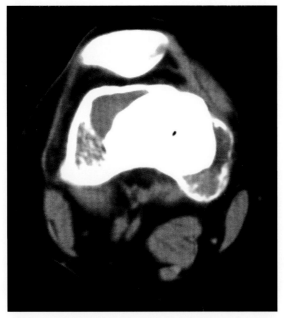

图 13-3　股骨 CT 显示骨水泥周围组织明显强化，提示肿瘤复发

【术前设计】

1. 按照 Enneking 分期原则，结合影像学及病理，属于侵袭性 3 期病变。病变位于股骨下端，股骨大部分骨壳完整，可行刮除术治疗。

2. 术中内侧完整开窗，需要去除原有骨水泥，显露整个病灶。

3. 骨巨细胞瘤侵袭性强，刮除后需要使用磨钻打磨，松质骨去除 10mm，打磨皮质骨至正常。

4. 软骨下骨去除后，可在软骨下填充异体松质骨。

5. 剩余空腔填充骨水泥，放置股骨下端内侧解剖板固定。

【手术过程】

麻醉满意后，患者仰卧位，止血带下操作。

1. 沿股骨下端内侧做纵切口，上端起于股骨病变上缘 5cm，下端止于膝关节水平。必要时可弧形转向胫骨上端内侧（图 13-4）。

图 13-4　手术切口

2. 切开皮肤、皮下，切开深筋膜，显露股内侧肌和缝匠肌（图 13-5）。

图 13-5　显露股内侧肌

3. 经股内侧肌后缘锐性分离，向内侧牵开股内侧肌，显露股骨下端内侧，下端至膝关节面上 1cm。后方至大收肌腱止点，下端需切开部分髌骨内侧支持带，显露关节囊和内侧副韧带起点（图 13-6）。

图 13-6　显露股骨下端外侧

4. 蒸馏水纱布保护周围软组织，股骨下端内侧沿病变上缘和下缘之间开窗。逐层去除骨水泥，避免肿瘤组织溢出。进一步扩大窗口后，沿肿瘤内壁逐一仔细刮除病灶（图 13-7、图 13-8）。刮除

图 13-7　于股骨下端内侧开窗，刮除病灶

图 13-8　扩大骨窗，至病灶的上、下缘水平

时应注意把接触肿瘤的器械与其他器械分开放置。对于病灶内溢出物应立即以吸引器清除。

5. 高速磨钻打磨整个病灶内壁，去除硬化缘（图 13-9）。脉冲式冲洗枪反复冲洗。使用磨钻时

图 13-9　高速磨钻打磨

应注意保护周围组织，同时避免碎屑播撒。冲洗枪冲洗时同样需要注意这一点。

6. 氩气刀烧灼整个病灶内壁（图 13-10）。氩气刀烧灼深度可达 2～3mm。烧灼时应注意不留死角，按顺序进行。烧灼后骨质呈黑色。

图 13-10　氩气刀烧灼

7. 石炭酸涂抹整个空腔内壁 3 分钟（图 13-11）。冲洗枪冲洗。

图 13-11　整个病灶内壁涂抹石炭酸

8. 取复温制备好的异体松质骨填充至软骨下，厚度约 10mm（图 13-12）。

图 13-12　关节面下填充异体松质骨

9. 剩余空腔填充抗生素骨水泥。安装股骨下端解剖型钢板（图 13-13）。

图 13-13　填充骨水泥，以股骨下端解剖型钢板固定

【术后影像】

术后摄膝关节正、侧位 X 线片（图 13-14）。

图 13-14　术后膝关节正、侧位 X 线片

【术后标本】

标本见图 13-15。

图 13-15　术后标本

【术后处理】

1. 术后留置引流管，引流量少于 20ml 可拔除。

2. 术后 7 ~ 14 天可逐步进行功能锻炼。

3. 术后 2 周拆线，术后 3 个月内患肢避免负重。每 3 个月后复查，了解软骨下骨愈合情况及局部情况，至骨愈合后方可负重。

【专家评述】

1. 骨巨细胞瘤是良性但侵袭性很强的肿瘤，可出现显著骨皮质的破坏甚至出现软组织包块。其侵袭性还表现在易局部复发、部分患者还会出现转移。在美国和欧洲，骨巨细胞瘤占所有原发肿瘤的 5%，而在中国骨巨细胞瘤更为多见，约占所有原发肿瘤的 20%。骨巨细胞瘤的好发年龄为 20 ~ 40 岁。

2. 按照 Ennecking 的外科分期原则，骨巨细胞瘤属于良性肿瘤的 3 期（aggressive）。大部分骨巨细胞瘤可以通过囊内切除主要是扩大刮除得到良好的局部控制。

3. Campanacci 根据骨巨细胞瘤的 X 线表现提出了骨巨细胞瘤分级系统，如病变位于骨内，未侵及皮质则为 1 级；如病变侵及皮质使皮质变薄或皮质膨胀则属于 2 级；如病变突出至皮质外，出现软组织包块则为 3 级。1 ~ 2 级刮除后复发率低，而 3 级刮除治疗后复发率很高。

4. 由于骨巨细胞瘤侵袭性强，其反应区与正常组织呈犬牙交错状，肿物边缘部分硬化且高低不平，单纯普通刮勺很难把所有界面都刮到，极易残留肿瘤而导致复发，早期这种刮除术后的复发率可高达 50% 以上。近年来随着对肿瘤认识的提高，扩大刮除术的概念逐渐被广泛接受。扩大刮除术除了使用各种大小的刮勺，还包括使用磨钻打磨瘤床基底 10 ~ 20mm，氩气刀、液氮或石炭酸等辅助方式处理瘤床，脉冲式冲洗枪冲洗等。所有这些措施的目的就是尽可能地消除残留的肉眼不可见的肿瘤细胞。扩大刮除术另一个关键点就是开窗一定要足够大，保证病灶内的各个角落均处于术者直视范围内。

5. 对于骨巨细胞瘤刮除术后的重建，我们使用骨水泥填充空腔并结合内固定措施。与填充自体骨或异体骨相比，填充骨水泥有利于早期活动，也利于发现肿瘤是否复发。而骨移植后的骨吸收经常很难与骨巨细胞瘤复发鉴别。

6. 由于骨巨细胞瘤好发于骨端，靠近关节面，软骨下骨经常会被彻底打磨去除。由于刮除范围大，软骨下骨受到破坏，一方面软骨营养支持受到影响，另一方面骨水泥直接接触软骨增加了软骨所受的应力，这些因素均有可能增加远期骨性关节炎发生的风险。为保护关节软骨，我们在软骨下填充 10mm 的异体松质骨。但患者不能早期负重，需要软骨下松质骨愈合后才可以负重。

7. 扩大刮除术后的复发率在 5% 左右。然而在一些不规则的部位如股骨上端复发率可达 30% 以上，这主要是由于没有办法充分开窗，易残留死角而导致刮除不彻底。

（徐立辉　张　清）

14 股骨下段恶性肿瘤广泛切除、人工假体重建术

【手术适应证】

1. 股骨下端骨原发恶性肿瘤（Enneking I A、I B、II A 及化疗反应好的 II B、III B 肿瘤）；部分转移性肿瘤；侵及、包绕股骨下端的软组织肉瘤。

2. 肿瘤水平股血管束和神经未受侵，位于肿瘤间室外或反应区外，手术中可疏松分离。

3. 关节内无裸露肿瘤，关节液未受侵；或虽有侵犯但可通过关节外切除获得可接受的外科边界。

4. 广泛切除肿瘤后，存留可接受的软组织覆盖；或通过软组织转移获得可接受的软组织覆盖。

【应用解剖】

1. 股骨下端干骺端是恶性骨肿瘤最好发部位，该部位肿瘤广泛切除后功能重建的好坏，影响患者的行走；重建方式的持久性，影响患者远期功能。

2. 股四头肌是维持下肢力量和站立行走稳定性的最主要肌肉之一，同时又是股骨下端恶性肿瘤软组织包块常侵及的部位。应合理评估取舍术中股四头肌的去留量，不应为更多功能的保留而牺牲外科边界。

3. 股血管束在经过大收肌裂孔绕至股骨下端后方时，紧邻股骨内后侧。当肿瘤于内后侧有较大软组织肿块时，常与股血管束关系紧密（图14-1）。术前应判断好血管处能否取得可接受的外

股血管束

股血管束

图 14-1　股骨下端血管神经解剖图

科边界，术中仔细分离，必要时将血管外膜连同肿块一并切除。

4. 膝关节腔有软骨面和滑膜包裹，一般而言肿瘤很少突破这些包裹进入关节腔。但当有通关节病理骨折、不当的手术或活检等因素时，肿瘤有可能进入关节腔，手术时应酌情行关节外切除。

5. 假体安装时，应充分考虑安装位置和受力平衡，牢固固定，尽可能延长其使用寿命，避免过早松动。

【病例介绍】

女性，17 岁，因右膝关节疼痛 3 个月并逐渐加重伴肿胀。拍摄 X 线片及 CT 检查发现右股骨下端溶骨性破坏，伴有软组织肿块，破坏区内肿瘤性成骨，以"成骨肉瘤"入院治疗。入院后行穿刺活检，活检病理结果支持骨肉瘤诊断。确诊后行甲氨蝶呤化疗（$10g/m^2$）两次、多柔比星（$30mg/m^2 \times 3$ 天）一次、异环磷酰胺（$3g/m^2 \times 5$ 天）一次。化疗反应良好，疼痛减轻，水肿消失，包块变小。X 线片及 CT 显示包块边界清晰，周缘硬化明显（图 14-2 ~ 图 14-4）。完成术前化疗后准备行肿瘤广泛切除、人工假体置换术。

图 14-3　CT 和 MRI 显示肿瘤范围及与周围结构关系

图 14-2　股骨下段骨肉瘤，正、侧位 X 线片

图 14-4　化疗后正侧位 X 线片，显示化疗反应良好

【术前设计】

按照 Enneking 外科切除原则，对于术前化疗反应良好的ⅡB期肿瘤，应行广泛的切除边界。此病例应将包裹股骨前方的股中间肌、穿刺道全层、部分相邻股外侧肌和股二头肌、包绕膝关节的关节囊和滑膜组织、后方与血管神经束间隔的脂肪组织、交叉韧带及半月板一并切除。起止于股骨下端的腓肠肌内外侧头、内外侧副韧带，也应距附丽点 1 ~ 2cm 切断。如图 14-5 所示。

图 14-5　股骨远段广泛切除范围模式图

【手术过程】

1. 患者麻醉后取平卧位，如长度允许手术应尽可能在止血带下进行，以减少出血。

2. 因肿块偏于外侧，故取股骨下端前外侧切口。切口经过穿刺点并梭形切除穿刺道（图 14-6）。

图 14-6　手术切口

3. 从股直肌和股外侧肌间劈开进入，将穿刺道经过的股外侧肌全层连同肿瘤一并切除，为防止脱落，将穿刺道皮肤与穿刺道全层边缘缝合。股中间肌及邻近肿块的部分股外侧肌连同肿块一并切除（图 14-7）。

图 14-7A　浅层显露

图 14-7B　从股直肌和股外侧肌间劈开进入

89

4. 翻开外侧软组织，关节囊外剥离关节外侧，股外侧肌剥离至后缘并切断，脂肪组织中游离后方坐骨神经，分离腓肠肌外侧头，距起点 1cm 切断（图 14-8）。

图 14-8　外侧分离

5. 断开腓肠肌外侧头后，从外后方进一步分离开胫神经和腓总神经，进而游离后方的腘动、静脉，结扎切断穿支（图 14-9）。

图 14-9　后外侧游离血管神经束

6. 将髌骨、髌韧带连同内侧肌肉向内侧翻开，显露被关节囊包裹的膝关节（图 14-10）。

图 14-10　显露膝关节

7. 在胫骨平台软骨面下缘下切开关节囊一周，将双侧半月板、前后交叉韧带起点连同关节囊及股骨下端一同掀起（图 14-11）。

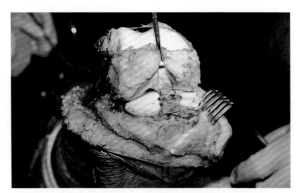

图 14-11　切断交叉韧带

8. 翻开内侧肌肉至股内侧肌后缘并切断，关节囊外剥离关节内侧，显露收肌裂孔。仔细游离后切开收肌止点，扩大裂孔，充分显露股动、静脉（图 14-12）。

图 14-12　内侧分离

9. 分离腓肠肌内侧头，距起点 1cm 切断。结扎分支，游离股动、静脉至后关节囊后并达胫骨平台后缘水平以下。切开后关节囊，完全游离股骨下端，测量截骨平面，剥离骨膜，线锯截断股骨（图 14-13）。

图 14-13A　显露血管束和切断腓肠肌内侧头

图 14-13B　准备截断股骨

图 14-15A　胫骨钻孔

10. 取下股骨下端后可于截骨上端髓腔取骨髓组织做快速冰冻病理切片以确认截骨处髓腔正常。此时根据需要可松止血带止血（图 14-14）。

图 14-14A　取下的股骨下端

图 14-15B　胫骨平台截骨

12. 专用髓腔锉扩髓，冲洗，应用水泥枪填充骨水泥，打入胫骨侧假体并加压至水泥凝固（图 14-16）。

图 14-14B　切除股骨下端后

图 14-16A　胫骨扩髓

11. 胫骨侧钻孔、开髓、插入导向器，安装调整截骨导向平台，胫骨平台截骨（图 14-15）。

图 14-16B 安装胫骨假体

13. 股骨侧扩髓，冲洗，填充骨水泥后插入假体，调整旋转角度，加压至水泥凝固（图 14-17）。

图 14-17A 股骨扩髓

图 14-17B 安装股骨假体

14. 组合假体，冲洗伤口，放置负压引流管两根，逐层缝合髌周扩张部、劈开的股四头肌，缝合皮下组织和皮肤，加压包扎（图 14-18）。

图 14-18A 安装假体后前面观

图 14-18B 安装假体后侧面观

【术后影像】

见图 4-19、图 4-20。

图 14-19 术后正、侧位 X 线片

图 14-20　术后下肢全长 X 线片

【术后标本评估】

术后切除标本经福尔马林固定后，从外观和各向剖面，确认是否达到术前计划的外科边界（图 14-21）。

图 14-21A　标本前面

图 14-21B　标本后面

图 14-21C　标本侧面

图 14-21D　标本髓腔

图 14-21E　标本关节面

图 14-21F　标本纵剖面

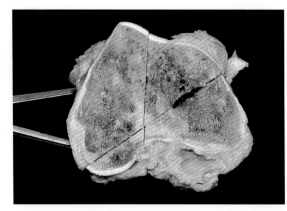

图 14-21G　标本横断面

【术后处理】

1. 术后放置负压引流管 1～2 根，待全天（24 小时）引流量少于 20ml 时拔除。术后应用抗生素 7～10 天。术后卧床 4～6 周，待软组织愈合后开始关节屈伸功能锻炼和训练下地行走。卧床期间即可开始肌肉等长收缩训练。

2. 需要术后化疗的患者，如化验检查无异常，可从术后 2 周（伤口愈合拆线后）开始化疗。如伤口延迟愈合，一般应等到伤口愈合后再开始化疗，因为化疗对于伤口愈合有一定影响。

3. 术后患者应长期随诊，除肿瘤本身的随诊要求外，人工假体置换术后的感染、长期使用后的松动和下沉、假体的疲劳性损坏均需通过随诊及时发现和处理。

【专家点评】

1. 股骨下端是恶性骨原发肿瘤最常见的发病部位。股骨下端肿瘤的广泛切除和重建，是恶性骨肿瘤保肢治疗中最常应用的手术之一。甚至一些侵及或包绕股骨下端的软组织肉瘤，和部分股骨下端的转移性肿瘤，也要用到此手术。

2. 股骨下端恶性骨原发肿瘤在行手术切除时，首先应遵循的是 Enneking 外科肿瘤切除边界原则。如化疗反应好的骨肉瘤，应行广泛的切除边界，才能使术后复发率降低到可接受的范围内（10% 以下）。不应为勉强保肢或照顾术后功能而人为缩小切除边界，导致复发率增加，进而影响患者的生存率。

3. 股骨下端恶性肿瘤切除后的保肢功能重建，曾经是多种方法并存。20 世纪 50 年代开始最先在北京积水潭医院开展的瘤骨灭活再植手术因材料、方法简单推广到了全国。90 年代同种异体骨移植在全国很多有条件的骨肿瘤中心相继开展。随后的随访中，上述两种方法较高的并发症（感染、不愈合、灭活骨或移植骨骨折）发生率和较差的关节功能制约了其发展。随着人工假体材料的进步和手术技术的完善，近十余年来，人工假体置换成为了重建的主要手段。人工假体虽有较好的功能和相对较低的并发症发生率，但长期使用后的松动和面临的再置换问题现仍没有很好的解决方法，特别是对于年轻患者。

（郝　林）

15 股骨上端肿瘤刮除、骨水泥DHS重建术

【手术适应证】

1. 股骨上端良性肿瘤或瘤样病变。

2. 股骨上端骨巨细胞瘤 Campanacci 分级 1 ~ 2 级。

3. 股骨上端骨转移癌，病变均位于骨内时。

【应用解剖】

1. 股骨上端肿瘤从外侧或后外侧入路刮除能充分显露病变，并且便于采用该入路进行内固定。

2. 阔筋膜张肌位于股骨上端外侧，起自髂前上棘。臀中肌是强有力的外展肌，手术时应尽量保留此肌的完整性。股外侧肌起自转子间线上部、大转子前下缘、臀肌粗隆外侧唇等处（图 15-1）。进行股骨上端肿瘤刮除时，需将阔筋膜张肌拉向前方，切断部分股外侧肌的起点，以显露股骨上端皮质进行开窗。

3. 股骨上端是应力集中的区域，肿瘤刮除后需进行内固定以重建力学稳定性。动力髋螺钉（DHS）是常用的内固定方式。

【病例介绍】

男性，39 岁，因右髋部疼痛 2 个月入院。查体右髋部压痛，髋关节活动受限。行 X 线片及 CT 检查提示右股骨上端溶骨性病变，边界较清晰，未见明显的软组织肿块（图 15-2、图 15-3），影

图 15-2　术前 X 线片

图 15-1　股骨上端解剖示意图

图 15-3　术前 CT，显示肿瘤范围

像检查完善后行穿刺活检术，诊断为骨巨细胞瘤。行扩大刮除、骨水泥填充内固定术。

【术前设计】

　　股骨上端的刮除手术，由于该部位解剖位置特殊，加之为了尽可能少地影响髋关节功能，术者往往倾向开很小的骨窗，造成因开窗不够充分而影响手术视野，导致复发率高。为了降低局部复发率，应充分开窗行扩大刮除术。本例患者肿瘤位于股骨上端，后侧皮质被肿瘤破坏，因此选择在股骨上端的后外侧骨皮质开窗，肿瘤瘤体先用大刮匙刮除，再依次换用小刮匙进行刮除，然

后用高速磨钻在骨腔的各方向打磨 1cm，充分冲洗骨腔及切口，最后用氩气刀烧灼残腔骨壁作为辅助治疗。完成刮除后采用动力髋螺钉（DHS）进行内固定，再以骨水泥填充骨缺损。

【手术过程】

　　1. 麻醉满意后患者侧卧位，以穿刺点为中心，取髋关节后外侧入路，用记号笔描记手术切口（图 15-4）。

图 15-4　皮肤切口设计

　　2. 逐层切开皮肤及皮下组织，使用自动拉钩牵开（图 15-5）。

图 15-5　浅层显露

　　3. 切开深筋膜，显露大粗隆、股外侧肌及臀大肌止点（图 15-6）。

图 15-6　深层显露

4. 切断部分股外侧肌起点及臀大肌止点，向前后侧牵开，显露股骨上段粗隆部（图 15-7）。

图 15-7　显露股骨粗隆部

5. 在靠近外旋肌止点处切断该肌群翻向内侧显露粗隆后侧皮质，明确开窗部位后，先以蒸馏水纱布保护周围软组织，然后以骨刀于股骨上端后外侧的骨皮质开窗，显露肿瘤（图 15-8）。

图 15-8　股骨开窗

6. 直视下自大至小依次使用肿瘤刮匙刮除肉眼可见的肿瘤组织，留标本送病理检查（图 15-9）。

图 15-9　刮除肿瘤

7. 使用高速磨钻去除残留骨嵴，打磨各方向瘤壁约 1cm，达正常骨质（图 15-10）。

图 15-10　磨钻打磨

8. 以脉冲式高压冲洗枪冲洗残腔，确保术野可能残留的肿瘤组织均被去除（图 15-11）。

图 15-11　冲洗枪冲洗

9. 冲洗后以纱布擦干残腔，使用氩气刀对残腔骨壁进行烧灼，进一步扩大刮除范围（图15-12）。

图 15-12 氩气刀烧灼

10. 必要时使用牙科镜辅助观察视野不好处的骨壁，确保瘤腔各个壁均烧灼彻底（图15-13）。

图 15-13 观察瘤壁确保烧灼彻底

11. 使用DHS导向器安装导针，准备行DHS内固定（图15-14）。

图 15-14 安装 DHS 导针

12. 按照DHS技术规范依次打入头钉、钢板固定，观察确保位置满意、钢板与股骨上端贴附良好（图15-15）。

图 15-15 DHS 位置

13. 以骨水泥填充肿瘤刮除后的空腔，并确保空腔填充完全（图15-16）。

图 15-16 骨水泥填充

14. 留置伤口负压引流，引流管于切口下端延长线上穿出皮肤、固定。逐层缝合，关闭伤口（图15-17）。

图 15-17 缝合伤口

【术后影像】

术后常规拍摄正侧位X线片（图15-18），显示骨水泥填充及内固定情况。

图15-18　术后正、侧位X线片

【术后标本评估】

术后刮除标本进行拍照，送病理科检查（图15-19）。

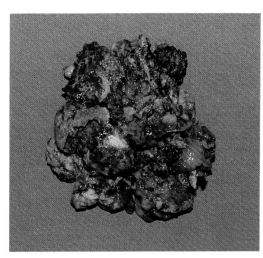

图15-19　术后标本

【术后处理】

1. 术后放置负压引流管1根，待全天（24小时）引流量少于20ml时拔除。术后应用抗生素7天。术后卧床1～2周，待软组织愈合后开始髋关节屈伸功能锻炼和下地行走。卧床期间即可开始肌肉等长收缩训练。

2. 术后患者应长期随诊，观察是否有局部复发及内固定失效。

【专家点评】

1. 股骨上端骨巨细胞瘤行单纯刮除术复发率高，因此必须行扩大刮除术。刮除术首先要在病变部位充分开窗，骨窗至少要与病灶同样大，以尽量保证刮除在直视的情况下进行。扩大刮除术通过应用辅助治疗手段达成，如利用液氮冷冻、苯酚涂抹、氩气刀热烧灼以及骨水泥（聚甲基丙烯酸甲酯）聚合发热等理化方法以达到杀伤单纯刮除后残留肿瘤细胞、扩大刮除范围的目的。

2. 由于解剖原因，行股骨上端刮除术时往往视野较差，容易残留肿瘤细胞，因此需充分开窗进行刮除。

3. 股骨上端是应力非常集中的区域，如果单纯行骨水泥填充有发生骨折的风险，因此刮除后应行预防性内固定。选用DHS进行内固定，避免了在肿瘤刮除可能不彻底的情况下采用髓内固定可能造成的潜在肿瘤局部播散、污染的风险。

4. 术后2年内应每3个月进行随访，之后可减少为每半年随访1次。随访时拍摄X线片观察是否有肿瘤复发，有可疑溶骨病变时应行局部CT检查。另外需观察DHS内固定是否发生断钉、退钉、位置改变等，是否发生髋关节的退行性变。

（邓志平　丁　易）

股骨上端肿瘤刮除、骨水泥DHS重建术

16　股骨上段纤维结构不良，髋内翻畸形矫正内固定术

【手术适应证】

1. 骨纤维结构不良（fibrous dysplasia，FD）合并髋内翻畸形。

2. 骨纤维结构不良又称骨纤维异样增殖症，是一种以纤维、骨组织类肿瘤样增生为特点的非遗传性疾患。股骨上端是骨纤维结构不良的好发部位。患者常出现股骨上端变形，X线表现为"牧羊拐"畸形。

3. 其他股骨上端变形造成的髋内翻畸形。

【应用解剖】

1. 患者站立行走时股骨上端除受压力外还受到剪切力。由于患者成骨不全，股骨上端骨质强度差，会出现多次微小骨折，并重新愈合。患者病程长，反复微小骨折可造成股骨上端变形，出现髋关节内翻畸形。

2. 髋关节内翻畸形使股骨头负重面位置异常，可能造成软骨损伤，髋关节疼痛。还可以提早髋关节骨关节炎的发生。

3. 髋内翻畸形还可能造成肢体短缩，引起跛行。大粗隆上移使臀中肌张力不足，出现臀肌步态，并影响髋关节运动范围。

4. 颈干角：股骨颈与股骨干之间成一角度，即颈干角或内倾角。此角在幼童为160°，在成人其范围在110°～140°。颈干角大于140°为髋外翻，小于110°为髋内翻。

5. 对骨纤维结构不良患者的髋内翻畸形治疗主要是恢复患者的股骨长度和颈干角。其测量常规使用双下肢全长X线检查。使用的测量方法如下：

（1）下肢长度测量：在双下肢全长X线片上测量股骨头中心至同侧踝关节中心的长度作为下肢真实长度。

（2）股骨长度测量：在双下肢全长X线片上测量股骨头中心至同侧膝关节中心的长度作为下肢真实长度。

（3）颈干角测量：以股骨头中心和股骨颈中心连线与股骨干长轴的夹角为颈干角（图16-1）。其测量的主要困难在于股骨干轴线的确定。根据对此类患者的影像学研究发现，患者髋内翻畸形主要发生在股骨干上1/3，而矫正畸形后股骨轴线大多与股骨干远2/3相符，因此，术前也以股骨干远2/3无明显畸形部分为准。

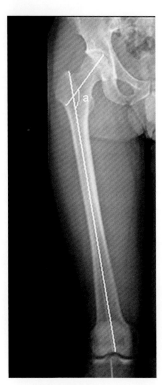

图16-1　正常人颈干角测量。a：颈干角

【病例介绍】

男性，18岁，自出生后逐渐开始行走不利，近年来患者行走步态异常逐渐加重。10年前，患者因摔倒致左股骨上端病理骨折，于当地医院就诊，拍摄X线片，诊断为双侧股骨、胫骨多发骨纤维结构不良。行双侧股骨病灶刮除，自体髂骨加人工骨植骨术。8年前患者于当地医院复查，发现疾病复发，再次行双侧股骨及左胫骨病灶刮除，

异体骨加人工骨植骨术。5年前及4年前患者先后两次因摔倒致左股骨上端病理骨折，均行保守治疗愈合。5个月前患者再次因左股骨上端病理骨折来我院就诊，在我院行左股骨上端切开复位、截骨矫形、病灶刮除骨水泥填充DHS内固定术。本次患者为行右股骨上端矫形手术入院（图16-2）。

图16-2　骨纤维结构不良伴髋内翻畸形CT二维重建

【术前设计】

术前测量完成后，根据双下肢全长X线片描绘纸样。测量右股骨颈干角62°。本例设计矫形后颈干角135°。首先需要确定截骨位置，因要使用DHS作为截骨后内固定器材，最终截骨线需要与股骨干长轴垂直，并位于DHS头钉与股骨干内固定最上端螺钉之间。截骨角度为正常侧颈干角与患侧颈干角的差值，本例为73°。按设计方案裁剪纸样，并按照内固定后外形重新黏贴纸样。在纸样上测量股骨长度。如患侧股骨长度较正常侧长，在截骨设计时还需要去除相应长度。本例外侧截骨长度6cm。如图16-3所示。

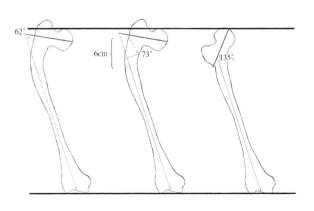

图16-3　截骨设计图

【手术过程】

1. 麻醉满意后，将患者置于牵引床上，G形臂透视定位（图16-4）。

图16-4A　患者体位

图16-4B　G形臂定位

2. 髋关节外侧入路，自患侧大粗隆顶上2cm向下纵行切口，长度为截骨后可置入内固定钢板为宜（图16-5）。

图16-5　手术切口

3. 切开皮肤、皮下及阔筋膜，并向两侧牵开，显露股外侧肌在股骨上的起点（图16-6）。

图 16-6　浅层显露

4. 自后缘切断股外侧肌在股骨上的止点，将股外侧肌向上翻开，显露股骨（图16-7）。

图 16-7　显露股骨

5. G形臂引导下，在股骨颈下1/3，沿股骨颈方向置入导针（图16-8）。

图 16-8　沿股骨颈方向置入导针

6. 沿着导针方向，在股骨粗隆外侧，开椭圆形骨窗，约 1.5 cm×1.5cm（图16-9）。

图 16-9　开窗

7. 用刮勺刮除大粗隆及股骨颈病灶（图16-10）。

图 16-10　刮除病灶

8. 沿原导针方向，置入DHS头钉（图16-11）。

图 16-11　置入 DHS 头钉

9. 用骨水泥填充缺损股骨颈骨缺损，固定DHS头钉，保证DHS钢板方向与最终截骨线方向垂直。注意保留钢板置入位置没有骨水泥阻碍（图16-12）。

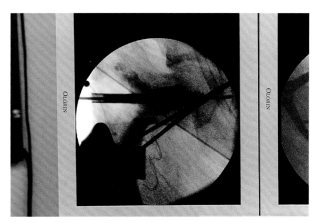

图 16-12　透视显示头钉位置及填充的骨水泥

10. 按照术前设计标记截骨线、截骨位置及角度截骨（图16-13）。

图 16-13A　按术前设计标记截骨线

图 16-13B　截除标本

11. 截骨后外展患肢，使两侧截骨端对合，置入外侧钢板，固定骨折部位（图16-14）。

图 16-14　钢板内固定

12. 用骨水泥填充于头钉周围剩余空间，注意骨水泥不要进入截骨端。为促进愈合，在截骨端周围植入异体松质骨（图16-15）。

图 16-15　截骨端周围植骨

13. 放置负压引流管，将股外侧肌重新缝合于起点位置。缝合阔筋膜。关闭伤口（图16-16）。

图 16-16　放置引流，关闭伤口

【术后影像】

见图 16-17。

图 16-17 术前、术后 CT 重建片对比

【术后处理】

1. 术后放置负压引流管 1 根，待全天（24 小时）引流量少于 20ml 时拔除。术后应用抗生素 10 ～ 14 天。术后平卧 2 ～ 3 日，待伤口引流减少、伤口疼痛减轻后开始髋关节免负重屈伸功能锻炼和股四头肌等长收缩锻炼。术后 3 ～ 4 周，患者扶双拐下地行走，患肢部分负重。

2. 部分患者术后因大粗隆位置下移，臀中肌张力大，患者呈外展位。这些患者需要进行患肢内收锻炼，一般经过锻炼臀中肌张力可恢复正常。

3. 术后每 3 个月复查一次，行 X 线检查。在 X 线检查显示截骨愈合前，患肢需要一直部分负重，待 X 线检查显示截骨部分愈合后再完全负重。

【专家点评】

1. 骨纤维结构不良造成的股骨上端内翻畸形是常见的畸形。它可以严重影响患者肢体外形及行走功能。截骨矫形手术是解决此问题的唯一方法。截骨矫形后内固定物可以选择髓内固定系统，如：带锁髓内钉、Gamma 钉、股骨上端髓内钉（proximal femoral nail，PFN）等；也可以选择髓外固定系统，如：动力髋螺钉（dynamic hip screw，DHS）。但髓内固定系统有以下 5 个缺点：（1）内固定置入与截骨需要不同切口，扩大患者损伤。（2）较严重畸形，需要多处截骨才能置入内固定。（3）臀中肌挛缩患者股骨难以内收，内固定置入困难。（4）髓腔内有质韧肿瘤组织，扩髓困难，容易穿透皮质。（5）内固定物占据填充物位置，填充物置入量少，影响强度及愈合，并容易造成切割现象。

2. DHS 是 AO 组织专门为股骨转子间骨折设计的内固定物，也可以用于股骨转子下骨折。其通过头钉和侧方的套筒钢板使股骨头颈段与股骨干固定为一体，能有效对抗内翻剪切力。DHS 的并发症主要包括拉力螺旋钉退出、切割股骨头穿入关节等。由于骨纤维结构不良患者骨质强度差，单纯使用 DHS 更容易出现以上问题。因此我们在手术时去除部分股骨颈部位肿瘤，并用骨水泥填充，这样可以将头钉和侧方的套筒钢板固定在一起，避免头钉退出；增大内固定与骨质接触面积，减少主钉切出股骨头的发生几率，避免并发症发生。骨纤维结构不良患者骨质强度差，为减少固定于股骨干钢板的松动，我们一般采用 6 孔或以上的钢板固定。

（李 远 牛晓辉）

股骨上段恶性肿瘤广泛切除、人工假体重建术

【手术适应证】

1. 股骨上端骨原发恶性肿瘤（Enneking ⅠA、ⅠB、ⅡA 及化疗反应好的ⅡB、ⅢB 肿瘤）；部分转移性肿瘤；侵及、包绕股骨上端的软组织肉瘤。

2. 肿瘤水平股血管神经束未受侵，位于肿瘤间室外或反应区外，手术中可疏松分离，能达到广泛外科边界。

3. 关节内无裸露肿瘤，关节腔未受侵。

【应用解剖】

1. 股骨上端是骨原发恶性肿瘤及转移癌好发部位。人体行走时股骨上端所受应力较大，易发生病理性骨折。

2. 臀中肌止于大粗隆，是髋关节外展最主要的动力肌，当臀中肌失效时，患者表现为臀肌步态。因此要注意重建臀中肌的止点，术后注意锻炼臀中肌力量。

3. 股骨颈位于关节囊内，当肿瘤侵及股骨颈时，会侵及髋关节，为达到广泛切除的外科边界，应行关节外切除（图 17-1）。

图 17-1　股骨上段解剖示意图

【病例介绍】

男性，13 岁，主诉左膝部疼痛 40 天，左髋部疼痛 15 天，门诊以骨肉瘤收入院。入院后给予各项术前检查（图 17-2A），穿刺活检，病理报告为：骨肉瘤。术前给予 4 次化疗，甲氨蝶呤化疗（10g/m²）两次、多柔比星（30mg/m² × 3 天）一次、异环磷酰胺（3g/m² × 5 天）一次。化疗反应良好，疼痛减轻，水肿消失，肿块变小。X 线片及 CT 显示肿块边界清晰，周缘硬化明显（图 17-2B）。完成术前化疗后准备行肿瘤广泛切除，人工半髋关节置换术。

图 17-2A　左股骨上段可见成骨性骨破坏（化疗前）

图 17-2B　左股骨上段骨化明显（化疗后）

【术前设计】

按照 Enneking 外科切除原则，对于术前化疗反应良好的 Ⅱb 期肿瘤，应行广泛的切除边界。此病例应将包裹股骨前方的股中间肌、穿刺道全层、部分相邻股外侧肌，在内侧切除部分内收肌群和距髂腰肌肌腱 2cm 处切断；在大粗隆处，距臀中肌和臀小肌的止点 2cm 处切断，从而达到一个广泛的外科边界（图 17-3）。

图 17-3　外科边界示意图

【手术过程】

1. 患者麻醉后取健侧卧位，髋关节后外侧切口（图 17-4）。

图 17-4　患者体位及切口

2. 切开皮肤、皮下组织，梭形切除穿刺道（图17-5）。

图 17-5　切开皮肤、皮下组织，梭形切除穿刺道

3. 切断臀大肌的止点，切除部分股外侧肌，掀起股外侧肌肌瓣（图17-6）。

图 17-6　切断臀大肌止点，掀起股外侧肌肌瓣

4. 显露出大粗隆，切断臀中肌、臀小肌的止点（图17-7）。

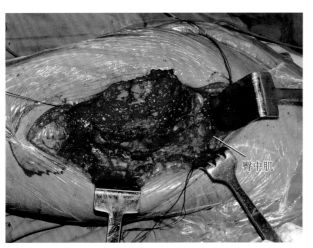

图 17-7　切断臀中肌、臀小肌

5. 按术前设计，从大粗隆的顶点测量截骨的长度，并用线锯切断股骨（图17-8）。

图 17-8　测量截骨长度

6. 留取下端髓腔标本，用以判断边界（图17-9）。

图 17-9　留取下端髓腔内容物送病理检查，以评定术后边界

7. 切断股骨的外旋肌群、部分内收肌，显露出关节囊（图17-10）。

图 17-10　切断内收肌，显露出关节囊

8. 切断关节囊，切断髂腰肌，完整切除肿瘤，并把切断的各个肌肉加以标记（图 17-11）。

图 17-11　肿瘤被完全切除

9. 将假体安放后测试软组织张力，然后取出假体，为重建股骨上端的肌肉起止点和关节囊，假体上端包裹人工补片（图 17-12）。

图 17-12　假体上端包裹人工补片

10. 假体植入，骨水泥固定，重建关节囊和周围的肌肉起止点（图 17-13）。

图 17-13　重建关节囊及各个肌群的起止点

11. 臀中肌、髂腰肌、内收肌群进行重建（图 17-14）。

图 17-14　重建臀中肌

12. 股外侧肌起点和臀大肌止点进行重建（图 17-15）。

图 17-15　股外侧肌起点重建

13. 止血，冲洗伤口，清点器械、敷料无误后，于伤口延长线上放置引流管，逐层关闭伤口（图 17-16）。

图 17-16　关闭深筋膜

14. 伤口缝合完成，引流管固定良好（图17-17）。

图 17-17　伤口缝合完毕

【术后影像】

术后行患髋关节X线检查（图17-18、图17-19）。

图 17-18　术后正位片

图 17-19　术后正位片

【术后标本评估】

术后切除标本经福尔马林固定后，从外观和各向剖面，确认是否达到术前计划的外科边界（图17-20）。

图 17-20A　标本前侧

图 17-20B　标本后侧

图 17-20C　标本外侧

图 17-20D　标本内侧

图 17-20E　标本的股骨头侧

图 17-20F　标本的髓腔侧

图 17-20G　标本的纵剖面

图 17-20H　标本的横剖面

【术后处理】

1. 术后穿丁字鞋保持患肢于外展中立位，以防脱位。常规穿弹力袜和应用低分子肝素预防下肢静脉血栓和肺栓塞。术后放置负压引流管 1～2 根。当日（24 小时）引流量少于 20ml 时拔除。术后应用抗生素 7～10 天。

2. 术后嘱患者行股四头肌的等长收缩。术后 3～4 周可下地活动，注意患髋关节屈曲不能超过 90°。在睡觉侧卧时，两腿之间要放置一间隔物，以防患肢过度内收，引起髋关节脱位。术后要用口服抗生素 4～6 个月，以预防人工关节感染。

【专家点评】

1. 股骨上端是恶性骨原发肿瘤好发部位之一。股骨上端肿瘤的广泛切除和重建是恶性骨肿瘤保肢治疗中最常应用的术式之一。甚至一些侵及或包绕股骨上端的软组织肉瘤和转移性肿瘤也可行此手术。

2. 臀中肌止于股骨的大粗隆，是髋关节最重要的外展肌。在股骨上端广泛切除肿瘤时，破坏了髋关节的外展结构，在术后会造成臀肌步态。为改善步态，我们采用人工补片包裹假体来重建臀中肌。

3. 术后脱位是股骨上段人工关节术后最常见的并发症。为防止髋关节脱位，术中行髋关节周围肌肉和关节囊的重建。近期我们用人工补片（MESH）来重建关节囊及髋关节周围的肌肉，使脱位的发生率明显降低。患者在日常生活中要注意不能坐低位的座位，髋关节屈曲不超过 90°，注意锻炼股四头肌和臀中、小肌。

4. 术中股骨截骨平面的确定是以大粗隆为标

志，在术前设计假体时，也应以大粗隆为标准，这样才能使双下肢等长。

5. 股骨近段在切除肿瘤时，股骨上段内侧部，内收肌附着处，由于位置较深，往往会出现软组织袖不够的情况，在术中一定特别注意。

6. 股骨近段假体的使用寿命文献报道很少。

人工关节的无菌松动是最常见的并发症之一。为减少无菌松动，可使用与宿主骨交界部位喷涂羟基磷灰石的假体，并在假体与宿主骨间植骨，以便二者之间形成骨桥，防止假体松动。

（杨发军　丁　易）

18 股骨恶性肿瘤广泛切除、人工全股骨假体重建术

【手术适应证】

1. 股骨原发恶性肿瘤（Enneking I A、I B、II A 及化疗反应好的 II B、III B 肿瘤）；部分转移性肿瘤；侵及、包绕股骨干的软组织肉瘤。

2. 股骨干肿瘤行广泛切除后剩余的股骨上端或股骨下端不足以固定常规股骨下端假体或股骨上端假体的髓内针，只能行全股骨置换。

3. 肿瘤水平股血管束和神经未受侵，位于肿瘤间室外或反应区外，手术中可疏松分离。

4. 广泛切除肿瘤后，存留可接受的软组织覆盖。

【应用解剖】

1. 股骨干并非恶性骨肿瘤最好发部位，股骨全切后，需要重建膝关节和髋关节。该部位肿瘤广泛切除后功能重建的好坏，影响患者的行走；重建方式的持久性，影响患者远期功能（图18-1）。

图18-1A　股骨前面

图18-1B　股骨后面

2. 股四头肌是维持下肢力量和站立行走稳定性的最主要肌肉之一，同时又是股骨恶性肿瘤软组织包块常侵及的部位。应合理评估、取舍术中股四头肌的去留量，不应为更多功能的保留而"牺牲"外科边界，但也应该尽量保留，以覆盖假体。臀中肌的重建能恢复髋外展功能，术中应重建。同时术中保留髋关节囊，安装假体后，缝合关节囊，能稳定髋关节，防止术后脱位。

3. 股血管束在经过大收肌裂孔绕至股骨下端后方时，紧邻股骨内后侧。当肿瘤于内后侧有较大软组织肿块时，常与股血管束关系紧密。术前应判断好血管处能否取得足够的外科边界，术中仔细分离，必要时将血管鞘连同肿块一并切除。

4. 坐骨神经功能损失后，对于全股骨置换的患者，功能极差，所以术前必须评判肿瘤范围，确定肿瘤未侵犯坐骨神经，术中可以保留。

5. 假体安装时，应充分考虑安装位置和受力平衡，牢固固定，尽可能延长其使用寿命，避免过早松动。

【病例介绍】

女性，17 岁，因右大腿疼痛 3 个月并逐渐加重伴肿胀，拍 X 线片、CT、MRI 检查发现右股骨干骨破坏，有大量成骨，边界不清，有骨膜反应和软组织肿块。初步诊断为股骨干骨肉瘤。入院后行穿刺活检，病理结果支持骨肉瘤诊断。行全身骨扫描和胸部 CT 检查，无远隔转移，Enneking 分期为ⅡB。确诊后行甲氨蝶呤化疗（10g/m^2）两次、多柔比星（30mg/m^2 ×3 天）一次、异环磷酰胺（3g/m^2 ×5 天）一次。化疗反应良好，疼痛减轻，水肿消失，包块变小。X 线片及 CT 显示包块边界清晰，周缘硬化明显。股动静脉、坐骨神经等未受侵。完成术前化疗后准备行肿瘤广泛切除、人工全股骨假体置换术（图 18-2 ~ 图 18-4）。

图 18-2　股骨骨肉瘤正、侧位平片，显示股骨干骨破坏，有大量成骨，边界不清，有骨膜反应和软组织包块

图 18-3　化疗前 CT 和 MRI 显示肿瘤范围，以及与周围结构关系

图 18-4　化疗后 CT、MRI 显示化疗反应良好。从 CT 片可以测量股骨全长

【术前设计】

　　按照 Enneking 外科切除原则，对于术前化疗反应良好的 Ⅱ b 期肿瘤，应行广泛的切除边界。由于患者肿瘤及反应区上端已达小粗隆水平，下端达股骨骺板，所以只能行全股骨切除。此病例切除的软组织袖包括全部股中间肌、部分股外侧肌、部分股内侧肌、后侧部分股二头肌和内收肌。

　　假体设计：测量股骨全长（从股骨头顶点到膝关节面水平），定制假体。

【手术过程】

　　1. 患者麻醉后取侧卧位，但腰部以下不要固定，患者可以倾斜至 45°。大腿外侧切口，起于

大粗隆顶点上 5cm，下端止于胫骨结节，梭形切除活检道（图 18-5）。

图 18-5　大腿外侧切口，起于大粗隆顶点上 5cm，下端止于胫骨结节，梭形切除活检道

2. 先切开下端皮肤、皮下、阔筋膜。从股外侧肌后缘切断股外侧肌，向前经股直肌和股中间肌之间分离，后侧切断股二头肌。将坐骨神经压向后方保护。显露股骨下端外侧、前侧和后侧，肿瘤有一层正常肌肉包裹（软组织袖）（图 18-6 ~ 图 18-9）。

图 18-9　切断股二头肌

图 18-6　切开下端皮肤、皮下、阔筋膜，梭形切除活检道

3. 下端切除髌下脂肪垫、半月板，从胫骨侧切断交叉韧带、关节囊、侧副韧带。距起点 1cm 切断腓肠肌外侧头（图 18-10、图 18-11）。

图 18-7　显露股外侧肌，从股外侧肌后缘切断，向前分离

图 18-10　从胫骨侧切除半月板、交叉韧带、关节囊及侧副韧带

图 18-8　从股直肌和股中间肌间显露股骨前方，距髌骨外缘 5mm 切开髌腱扩张部，切开关节囊。下端从髌韧带下方和髌下脂肪垫间分离

图 18-11　切断腓肠肌外侧头

4. 内侧切除部分股内侧肌，将髌骨翻向内侧，打开股血管鞘，切断大收肌，显露股动、静脉，结扎分支后分离，保护。切断腓肠肌内侧头。至此，股骨下端完全游离，用湿纱垫保护（图 18-12 ~ 图 18-14）。

5. 切开上端切口，显露股外侧肌。从股骨切断股外侧肌，翻向前，依次从股骨切断股中间肌和股内侧肌，切断短收肌、长收肌。切断臀大肌、外旋肌群、髂腰肌。从大粗隆截骨，保留臀中肌附丽，切开关节囊，脱位，完整切除全股骨（图 18-15 ~ 图 18-23）。

图 18-12　切除部分股内侧肌，连同髌骨一并翻向内侧

图 18-15　切开上端皮肤、皮下、阔筋膜张肌

图 18-13　切开股血管鞘，切断大收肌，显露股动、静脉

图 18-16　从股骨切断股外侧肌

图 18-17　依次切断股中间肌和股内侧肌，并翻向内侧

图 18-14　切断腓肠肌内侧头

图 18-18　切断长收肌

117

图 18-19　切断臀大肌

图 18-22　切断髂腰肌

图 18-20　切断外旋肌群。切开后侧关节囊

图 18-23　切开关节囊，脱位，完整切除全股骨

6. 彻底止血后，安装人工假体。假体干和上端用人工补片（MESH）包裹，软组织和补片粘连。股骨上端的重建尤其重要，关节囊和股骨补片缝合，以增加髋关节的稳定性，防止术后脱位。大粗隆和假体、补片固定（图 18-24 ~ 图 18-26）。

图 18-21　大粗隆截骨，保留臀中肌附丽

图 18-24　安装胫骨假体

图 18-25　安装人工全股骨。假体上端用 MESH 包裹。关节囊和 MESH 缝合

图 18-26　将大粗隆缝合在 MESH 上，重建臀中肌附丽

7. 冲洗伤口，放置负压引流管 2 根，逐层缝合（图 18-27）。加压包扎。

图 18-27　放引流管，关闭伤口

【术后影像】

见图 8-28。

图 18-28　术后 X 线片

【术后标本评估】

术后切除标本经福尔马林固定后，从外观和各向剖面，确认是否达到术前计划的外科边界。（图 18-29）。

图 18-29A　标本前面

图 18-29B　标本后面

图 18-29C　标本外侧面

图 18-29D　标本内侧面

图 18-29E　标本纵剖面

软组织袖

穿刺道

图 18-29F　标本横截面

【术后注意事项】

1. 术后常规应用抗生素预防感染。预防深静脉血栓。

2. 引流液计量，24 小时小于 20ml 后拔除引流管。患肢穿矫形鞋，保持外展中立位 6 周。术后 2 周拆线。早期鼓励患者行股四头肌等长收缩练习。

3. 6 周后逐步练习髋关节和膝关节活动。

【专家点评】

1. 股骨干恶性肿瘤行广泛切除后剩余的股骨上端或股骨下端不足以固定常规股骨下端假体或股骨上端假体髓内针，只能行全股骨置换。由于全股骨涉及两个关节，和单关节置换相比，关节功能要差，手术并发症多，所以全股骨置换要严格掌握其适应证。

2. 全股骨假体设计很重要。术前要行下肢全长 X 线片，测全股骨长度。即使使用组配式假体，术前的精确测量也非常重要，因为全股骨切除后，大腿肌肉张力下降，靠测试软组织张力来决定假体长度是有误差的。

3. 股四头肌是维持下肢力量和站立行走稳定性的最主要肌肉之一，同时又是股骨恶性肿瘤软组织包块常侵及的部位。应合理评估、取舍术中股四头肌的去留量，不应为更多功能的保留而牺牲外科边界，但也应该考虑术中假体的覆盖和术后膝关节的功能。如果手术不能保留足够的股四头肌，做全股骨置换就不适宜，截肢应该首选。

4. 髋关节的功能包括两方面：一是稳定性，我们采取的措施有：假体设计采用双极股骨头；在肿瘤外科切除边界允许的情况下从股骨侧切断髋关节囊，将关节囊最后荷包缝合，同时与股骨补片缝合，增加了稳定性；术后患肢保持外展中立位 6 周，使软组织有充分愈合，也能增加髋关节的稳定性。另一方面是活动度，臀中肌止点的重建能恢复部分髋外展功能。

5. 全股骨置换后创面大，术后渗血多，所以术后引流要充分。患肢加压包扎，既能压迫止血，又能减少死腔，有利于软组织和补片粘连，降低感染率。

6. 全股骨置换后功能锻炼非常重要，正确指导下刻苦练习，可以达到满意的功能。

（鱼　锋　张　清）

第三部分

骨盆骶骨肿瘤

髂骨恶性肿瘤广泛切除术

【手术适应证】

1. 骨盆恶性或侵袭性肿瘤，累及范围为骨盆Ⅰ区（髋臼以上部分）。

2. 肿瘤不累及髂血管、股神经及坐骨神经。

3. 肿瘤切除后，残留组织可完全覆盖伤口，或通过软组织转移获得软组织覆盖。

【应用解剖】

1. 髂骨是体内最大的扁平骨，其后侧连接骶髂关节，前侧延续为髋臼、耻坐骨，是形成骨盆环的重要部分。

2. 髂嵴上由前向后附丽的肌肉有：股直肌、缝匠肌、腹外斜肌、腹内斜肌、腹横肌、腰方肌、竖脊肌。髂骨内侧面附丽肌肉为髂肌。髂骨外侧面附丽肌肉有：阔筋膜张肌、臀大肌、臀中肌、臀小肌。

3. 髂骨内壁的腰大肌和髂肌之间有股神经走行。自骶髂关节前方开始，髂外动脉沿腰大肌内缘下行，至腹股沟韧带深面。

4. 髂骨后缘的凹陷部分形成坐骨大切迹，臀上神经、血管在髂骨与梨状肌之间，绕过坐骨切迹向上反折，支配供应臀大肌。坐骨神经由L4~5、S1~3神经根组成后经梨状肌下穿出骨盆，向下走行（图19-1）。

图 19-1　髂骨与周围血管、神经关系

【病例介绍】

男性，8岁，因左髋部疼痛、肿胀 3 个月，并进行性加重入院。行 X 线及 CT 检查发现左髂骨溶骨性破坏，伴巨大软组织肿块，肿块内无成骨（图 19-2）。入院后行穿刺活检，活检病理结果为尤文肉瘤。确诊后进行术前化疗。术前化疗反应良好，疼痛减轻，影像学显示软组织肿块明显变小（图 19-3）。完成术前化疗后准备行肿瘤广泛切除术。

图 19-2　入院时患者 X 线、CT、MRI 片

图 19-3　化疗后 X 线、CT、MRI 片，显示化疗后肿瘤范围明显缩小

【术前设计】

按照 Enneking 外科切除原则，对于骨原发恶性肿瘤应行广泛的切除。此病例化疗效果好，根据化疗后影像学显示，肿瘤位于髂骨内，髂骨内外板附丽的肌肉都没有明显受累，与髂骨相连的骶骨信号正常，肿瘤下端位于髋臼顶上 1cm。因此术前设计的切除范围：内侧由髂肌覆盖髂骨内板；内后侧从骶骨侧截骨，骶髂关节外离断；外侧应用部分臀大肌、臀中肌、臀小肌覆盖髂骨外板；下端距离病变 3cm 截骨，截骨位置约在髋臼中部（图 19-4），以期达到安全的外科边界。

图 19-4　术前设计的广泛切除范围

【手术过程】

1. 患者全麻满意后，右侧卧位。

2. 切口自左侧腹股沟中点沿腹股沟韧带方向至左侧髂前上棘，沿髂骨翼至髂后下棘以下。梭形切除穿刺道（图 19-5）。

图 19-5　手术切口

3. 切开皮肤、皮下，切断腰背筋膜在髂骨上的止点，显露腰方肌、竖脊肌。后侧距离肌肉止点 1.5cm 切断腰方肌、竖脊肌在髂嵴上的止点（图 19-6）。

图 19-6A　显露腰方肌、竖脊肌

图 19-6B　切断腰方肌、竖脊肌

4. 外侧距离肌肉起点 1.5cm，切断臀大肌、臀中肌、臀小肌起点，直至显露髋关节囊（图 19-7）。

图 19-7　外侧分离

5. 前侧距离肌肉止点 1.5cm 切断腹外斜肌、腹内斜肌、腹横肌在髂嵴上的止点；切断缝匠肌、股直肌的起点（图 19-8）。

图 19-8　前侧分离

6. 从髂肌表面将盆腔内容物推开，显露髂肌和腰肌的间隙，从此间隙表面找到股神经，与腰肌及髂外动、静脉一同向内侧牵开（图19-9）。

图 19-9　显露保护股神经及髂外动、静脉

7. 在腹股沟韧带水平切断髂肌（图19-10）。

图 19-10　切断髂肌

8. 将盆腔内容物向内侧牵开后，从内侧显露坐骨切迹，将臀上血管、神经等压向下端，根据坐骨神经走行，从前侧找到左侧骶骨骶前孔（图19-11）。

图 19-11　显露骶前孔

9. 从外侧切开髋关节囊，股骨头脱位（图19-12）。

图 19-12　股骨头脱位

10. 从骶前孔外缘，沿骶髂关节方向用骨刀切断骶骨。从髋臼中部切断，将肿瘤切除（图19-13）。

图 19-13A　显露骶骨侧截骨面

图 19-13B　显露髋臼侧截骨面

11. 将股骨头韧带与残余髋臼缝合固定。冲洗止血，伤口置入负压引流管 2 根，分别固定。将下端的臀大肌、阔筋膜张肌、缝匠肌、股二头肌等与腹肌、腰方肌、竖脊肌等对应缝合，再缝合皮下、皮肤（图 19-14）。

图 19-14A　分层缝合

图 19-14B　关闭伤口

【术后影像】

见图 19-15。

图 19-15　术后正位 X 线片

【术后标本评估】

术后切除标本经福尔马林固定后，从外观和各向剖面，确认是否达到术前计划的外科边界（图 19-16）。

图 19-16A　标本内侧面

图 19-16B　标本外侧面

图 19-16C　标本剖面，骶髂关节方向

图 19-16D　标本剖面，髋臼方向

【术后处理】

1. 术后放置负压引流管 2 根，待全天（24 小时）引流量少于 20ml 时拔除。术后应用抗生素 7～10 天。术后患肢外展中立位，如有可能行髋人字石膏固定，固定 8～12 周。术后 2～3 日就可以开始下肢肌肉等长收缩锻炼，待 12 周后开始练习坐位及站立。6 个月内患者站立需要扶双拐辅助，患肢部分负重。6 个月后再根据术后锻炼情况确定患肢负重水平。

2. 需要术后化疗的患者，如化验检查无异常，可从术后 2 周（伤口愈合拆线后）开始化疗；如伤口延迟愈合，一般应等到伤口愈合后再开始化疗。

3. 术后患者应长期随诊。

【专家点评】

1. 尽管近年来影像学技术不断提高，新辅助化疗逐渐推广，但目前骨盆原发恶性肿瘤的诊断治疗仍然是一个难题，骨盆恶性肿瘤的预后明显比肢体差。其主要原因是骨盆肿瘤早期发现困难，以及治疗困难。

2. 骨盆形态复杂，位置深在，周围相关结构多，致使发生肿瘤后局部症状不典型，肿块不易发现，影响早期诊断。原发骨盆恶性肿瘤相对少见，也导致临床医生对此肿瘤认识不足，肿瘤造成的相关症状往往被诊断为常见的关节炎、滑膜炎、腰椎疾患等。这些都造成骨盆肿瘤早期诊断困难，患者就诊时肿瘤已经十分巨大。

3. 骨盆肿瘤的治疗困难也造成其预后差。单侧骨盆是一整块骨，其解剖结构不规则，在确定肿瘤侵袭范围及确定切除范围时较困难，需要根据多种影像学检查结果综合分析确定。骨盆结构复杂、肿瘤与内脏和血管神经结构紧密毗邻也造成手术治疗困难。

4. 有研究认为单纯的 Ⅰ 区肿瘤，切除后可以保留坐骨切迹，不需要结构重建就可以保持骨盆环的完整性。事实上，对于骨盆 Ⅰ 区原发恶性肿瘤的手术治疗，为达到广泛切除，往往要经过 Ⅱ 区和 Ⅳ 区进行，只经过 Ⅰ 区切除是很少见的。对于本例中的 Ⅰ 区尤文肉瘤，虽然化疗效果良好，但设计切除范围时依然要达到广泛切除。要达到广泛切除，如在同一骨内切缘一般距离肿瘤 2～3cm；如临近关节，切除范围需要超过关节。因此术前设计的骨切除范围下端距离病变 3cm 截骨，截骨位置约在髋臼中部；后侧骶髂关节处，从骶骨侧截骨。本例患者年龄小，切除范围大，重建结构困难，故仅将股骨头韧带与残余髋臼缝合固定。根据我们的经验，患者术后肢体制动 3 个月以上，待股骨头周围形成足够强度的瘢痕，患肢可以保留可接受的功能。

（李　远　牛晓辉）

耻坐骨恶性肿瘤广泛切除、髋关节假体重建术

【手术适应证】

1. 骨盆恶性或侵袭性肿瘤，累及耻坐骨（Ⅲ区）。

2. 髂血管、股神经及坐骨神经未受肿瘤累及。

3. 肿瘤切除后，伤口可完全覆盖，或通过转移皮瓣获得软组织覆盖。

【应用解剖】

1. 耻骨是骨盆的重要组成部分，它前侧通过耻骨联合与对侧耻骨相连接，外侧延续为髋臼，并经过后侧髂骨与骶髂关节相连，形成骨盆环。

2. 耻骨分为耻骨上支和耻骨下支。耻骨上支附丽的肌肉有：耻骨肌、腹直肌、长收肌。耻骨下支附丽的肌肉有：股薄肌、短收肌、大收肌、闭孔外肌。耻骨内侧附丽的肌肉有：肛提肌、闭孔内肌、会阴深横肌、坐骨海绵体肌。

3. 坐骨分为坐骨体和坐骨支。坐骨体上附丽的肌肉有：闭孔内肌、下孖肌、半膜肌、股二头肌、半腱肌、大收肌。坐骨支上附丽的肌肉有大收肌、闭孔外肌、会阴深横肌等（图20-1）。

4. 耻骨前侧有腹股沟韧带附着，在腹股沟韧带与耻骨之间有髂腰肌、股神经、髂外动、静脉经过。髂外动、静脉与骨神经在髂腰肌内缘下行。

5. 闭孔神经来自L2～L4神经根，闭孔动脉是髂内动脉的分支。闭孔神经、血管经过闭孔内肌筋膜表面前行，穿过闭孔进入股部。

6. 耻骨联合后方为膀胱，下方是尿道。

图 20-1　腹股沟部分肌肉血管、神经解剖图

【病例介绍】

男性，51岁，因右髋部疼痛3年，进行性加重，发现右大腿上端肿物1个月入院。患者入院后行X线片及CT、MRI检查（图20-2、图20-3），发现右耻坐骨破坏，有巨大肿块向下方突入软组织，肿块内有钙化。病变范围自髋臼下缘至耻骨联合。患者入院后行穿刺活检，活检病理结果为软骨肉瘤。完成术前常规检查后准备行肿瘤广泛切除术。

【术前设计】

按照Enneking外科切除原则，对于骨原发恶性肿瘤应行广泛的切除边界。根据此病例影像学显示，肿瘤位于髋臼以下的耻坐骨，并向下突入肌肉内；闭孔内外都有肿瘤侵犯；关节囊未受累；肿瘤的反应区不大。因此术前设计的切除范围：内侧由耻骨联合左侧截骨；上方距离肿瘤2cm，从髋臼中部截骨；去除髋关节囊作为肿瘤外侧壁；下端内收肌、股二头肌等，保留2cm肌肉起点覆盖肿瘤。

图20-2　Ⅲ区软骨肉瘤X线正位片

图20-4　广泛切除范围模式图

【手术过程】

1. 患者全身麻醉满意后，左侧卧位。

2. 切口自左侧髂骨翼前1/3沿髂骨走行，经过髂前上棘，沿腹股沟韧带至耻骨联合前方，再转向坐骨结节方向约10cm。梭形切除穿刺道（图20-5）。

图20-3　CT和MRI显示肿瘤范围及与周围结构关系

图20-5　手术切口

3. 切开皮肤、皮下，显露腹股沟韧带，在其上方内侧找腹股沟管的浅环口，从此处分离保护精索（图 20-6）。

图 20-6　保护精索

4. 将精索向内侧牵开，沿腹股沟方向切开腹股沟韧带，显露股动静脉及骨神经（图 20-7）。

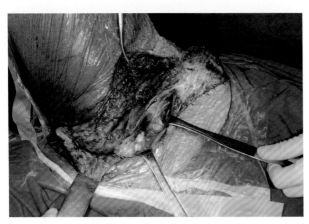

图 20-7　打开腹股沟韧带

5. 切口前侧距离肌肉止点 1.5cm 切断缝匠肌，切断股直肌在髂前下棘的起点；分离股动、静脉及骨神经，将血管神经束与髂腰肌一同向外侧牵开。将下端皮瓣翻开，见耻骨肿瘤由耻骨肌、长收肌、骨薄肌等覆盖。

图 20-8　显露肿瘤

6. 切口下方自肿瘤下端水平下 2cm 切断浅层耻骨肌、长收肌、骨薄肌。在长收肌深层、短收肌浅层中有闭孔神经、血管经过，将其分离结扎切断（图 20-9）。

图 20-9　显露闭孔神经

7. 切口内上方距离肌肉耻骨附丽 1.5cm 切断腹直肌，将股动静脉、骨神经、髂腰肌一同保护向上牵开，显露髋关节前侧关节囊（图 20-10）。

图 20-10　显露髋关节前关节囊

8. 切口外侧，游离臀大肌、臀中肌、臀小肌起点，显露髋关节外侧关节囊（图 20-11）。

图 20-11　显露髋关节外侧关节囊

9. 从外侧沿股骨颈方向切开髋关节囊，显露股骨头、股骨颈（图 20-12）。

图 20-12　切开髋关节关节囊

10. 将患肢内收牵引，将股骨头脱位（图 20-13）。在髂骨翼固定导航定位器。

图 20-13　股骨头脱位

11. 自切口内侧下，距离肿瘤下端 2cm 切断短收肌、大收肌，切断股二头肌、半腱肌、半膜肌、股方肌，将肿瘤的内下方游离（图 20-14）。

图 20-14　游离肿瘤下端

12. 在导航定位下，从髋臼中部切断，完成上端截骨（图 20-15）。

图 20-15　上端定位截骨

13. 将盆腔内组织与耻骨分离向后推开，显露耻骨联合上缘。从耻骨联合下分离保护尿道，沿耻骨联合方向切断（图 20-16）。

图 20-16　切断耻骨联合

14. 将肿瘤切除后，可见残留上半部分髋臼（图 20-17）。

图 20-17　肿瘤切除后

15. 垂直股骨颈切除股骨头，将切除股骨头置于髋臼缺损部位，用 2 枚克氏针固定（图 20-18）。

图 20-18　临时固定股骨头

16. 用髋臼锉打磨股骨头，去除多余骨质，以残留部分髋臼为标志物，重新建立髋臼形态（图 20-19）。

图 20-19　打磨髋臼

17. 新髋臼外形形成后，去除克氏针，用拉力螺钉将股骨头与残留髋臼固定（图 20-20）。

图 20-20　螺钉固定股骨头

18. 在髋臼侧和股骨侧置入临时假体，实验髋关节张力及稳定性。确定髋臼假体安装位置。根据此位置用骨水泥固定髋臼（图 20-21）。

图 20-21　骨水泥固定髋臼

19. 在股骨侧置入骨水泥型假体，用骨水泥固定（图 20-22）。

图 20-22　固定髋臼

20. 将股骨头复位，置入伤口负压引流管 2 根，分层缝合切口（图 20-23）。

图 20-23　关闭切口

【术后影像】

见图 20-24。

图 20-24　术后正位 X 线片

【术后标本评估】

术后切除标本经福尔马林固定后，从外观和各向剖面，确认是否达到术前计划的外科边界（图 20-25）。

图 20-25A　标本前面

图 20-25B　标本后面

图 20-25C　标本侧面

【术后处理】

1. 术后放置负压引流管 2 根，待全天（24 小时）引流量少于 20ml 时拔除。术后应用抗生素 7 ～ 10 天。术后患肢外展中立位，卧床 6 ～ 8 周。术后 2 ～ 3 日就可以开始下肢肌肉等长收缩锻炼，待软组织完全愈合后开始练习坐位及站立。3 个月内患者站立需要扶双拐辅助，患肢不完全负重。3 个月后再根据术后锻炼情况确定患肢负重水平。

2. 需要术后化疗的患者，如化验检查无异常，可从术后 2 周（伤口愈合拆线后）开始化疗，如伤口延迟愈合，一般应等到伤口愈合后再开始化疗，因为化疗对于伤口愈合有一定影响。

3. 术后患者应长期随诊。

【专家点评】

1. 以往的研究认为单纯Ⅲ区肿瘤，多数可以广泛切除而不需要进行重建。Ⅱ区和Ⅳ区肿瘤广泛切除后需要重建。但在实际工作中，对于骨盆Ⅲ区原发恶性肿瘤的手术治疗，为达到广泛切除，往往要经过Ⅱ区进行，切除范围只局限在Ⅲ区的很少见。如果切除的范围局限在Ⅲ区，切除后不影响患肢负重可以不进行重建；但如果需要经过Ⅱ区切除的Ⅲ区肿瘤，为使患者术后可以负重，需要进行髋关节重建。对于此类肿瘤切除后髋臼缺损范围较Ⅱ区肿瘤切除后小，常见的重建方法

有髋关节融合、人工全髋关节置换、马鞍形人工关节置换、人工骨盆等。

2. 本例肿瘤生长在Ⅲ区，累及耻坐骨，肿瘤最上端位于髋臼下缘。为达到广泛切除，术前设计时，上端切除经髋臼中部进行，切除后髋臼缺损前 1/2，对于此类髋臼缺损，只需要重建髋臼的负重部分就可以得到良好的功能。因此我们切除股骨头重建髋臼前缘，使用骨水泥型人工全髋关节重建髋关节。手术技术成熟，不需要特殊假体，术后恢复快，比人工骨盆、马鞍形人工关节置换等手术并发症发生率低，患者满意度高。术中因髋关节周围缺损范围大，稳定性较常规人工全髋关节差，术后需要更长时间卧床制动，减少髋关节脱位发生。

（李　远　牛晓辉）

21　骨盆恶性肿瘤，内半骨盆切除旷置术

【手术适应证】

1. 骨盆原发或骨盆区域软组织恶性肿瘤，以Ⅱ区（髋臼周围）为中心或累及Ⅱ区，需行广泛切除。

2. 预后较好、预计生存时间较长的单发骨盆Ⅱ区为中心的转移瘤。

3. 骨盆内髂血管束、坐骨神经未受侵，可以正常游离出。盆腔脏器未受侵或可部分切除后修补重建。外侧臀大肌皮瓣未受侵，可以提供覆盖。

4. 骶髂关节未受侵，或部分受侵但可通过骶骨侧截骨获得广泛的外科边界。

5. 内半骨盆切除是Ⅱ区骨盆恶性肿瘤切除后，进行各种方式重建的基础，如股骨上端与残存骨盆的融合；马鞍形假体置换；人工髋臼成形全髋置换；骨盆人工假体的置换等。

【应用解剖】

1. 骨盆是人体最重要的支撑和运动区域。它承载脊柱，是连接脊柱和下肢的枢纽，它又是下肢运动系统的起始点，同时又是一个坚固的容器保护着盆腔脏器。

2. 骨盆内侧有髂外血管束和行走于髂腰肌之间的股神经，外侧有出梨状肌下孔的坐骨神经，它们是保证下肢存活、维持感觉和运动的基本条件（图21-1）。

3. 骨盆区域是人体解剖结构最复杂的区域之一。该区域除有骨盆本身和供应、支配下肢的主要血管和神经外，还相邻许多重要的盆腔脏器，如膀胱、输尿管、直肠、子宫及附件、会阴器官等。另外，骨盆区域骨架结构不规则，解剖层次不易掌握。

4. 该区域有几处血管网丰富、术中极易出血并止血困难的区域。如骶前静脉丛区域、坐骨大切迹（臀上血管分布区域）、耻骨联合及耻骨降支邻近会阴部区域等。

图21-1A　骨盆前方血管、神经

髂外血管束

图21-1B　骨盆后方血管、神经

臀上血管束

臀下血管束

坐骨神经

【病例介绍】

女性，53岁，主因右髋部间断性疼痛4月余，负重行走时明显，疼痛进行性加重。当地医院拍片，发现右髋臼溶骨性破坏，来积水潭医院门诊以"右髋臼肿瘤"收入院。入院查体患者跛行，右侧股四头肌萎缩。行走时右髋关节疼痛明显。髋关节内收、旋转活动明显受限，轴向叩击痛明显。入院后行X线片、增强CT及MRI、ECT检查（图21-2）。影像

图 21-2A　X线片显示右髋臼溶骨性破坏

图 21-2D　横断面MRI显示髋臼破坏程度及软组织肿块情况

图 21-2B　增强CT显示髋臼破坏程度及软组织肿块情况

图 21-2E　血管造影局部血运较对侧稍丰富

图 21-2C　额状面MRI显示肿瘤及反应区范围

图 21-2F　ECT显示为单发病灶

显示右髋臼溶骨性破坏，边界不清，皮质破损，病变组织破出骨外在髋臼内壁侧形成软组织肿块，肿瘤突破髋臼软骨进入髋关节腔。MRI 显示病变信号异常区上至大切迹水平，髂骨翼内壁反应区较大；下至耻坐骨支中部。血管造影局部血运较对侧稍丰富，ECT 显示为单发病灶。临床考虑为恶性肿瘤，软骨肉瘤可能性大，行病灶穿刺活检，病理结果为：透明细胞软骨肉瘤 Ⅱ～Ⅲ级。患者无特殊相关病史，常规全身查体未见明显异常。常规化验未见异常，红细胞沉降率、CRP 正常，碱性磷酸酶正常。

【术前设计】

经临床、影像、组织学三结合讨论考虑为：髂骨软骨肉瘤诊断明确。肿瘤上方反应区已达髂骨内板大部范围，下方病灶已达耻坐骨中段。软组织肿块已侵及并包绕髋关节内壁，但和血管神经束尚可分离，盆腔脏器无明显受侵。肿瘤突破髋臼软骨进入髋关节腔。软骨肉瘤为放化疗均不敏感肿瘤，术后复发率较高，所以手术切除是其主要治疗手段，且手术切除范围大小是决定其复发率高低的决定性因素。术前考虑行包括髋关节在内的内半骨盆切除（切除股骨头），上界包括骶髂关节以外的髂骨翼，下方从耻骨联合切除（图21-3）。因切除范围较广，无安全有效的重建方式，故决定骨盆切除后旷置。

图 21-3　切除范围

【手术过程】

（手术过程所用部分图片为另一例左侧同种手术患者术中照片，此例未切除股骨头）

1. 手术在气管插管全麻下进行。患者半侧卧位，腹背侧有一定活动空间（漂浮体位）。消毒范围上界达乳头水平，包括躯干及骨盆的腹背侧、会阴部及整个患侧下肢。铺单时要将患侧下肢游离在消毒区域内。

2. 切口起自髂后上棘，沿髂嵴向前绕至髂前上棘，再沿腹股沟韧带至邻近耻骨联合拐向下方，沿会阴旁和大腿内侧至坐骨结节。切开皮肤、皮下，梭形绕开穿刺或切开活检道，将活检道全层连同肿瘤区域一并切除（图21-4）。

——活检道

图 21-4A　前方切口

图 21-4B　后方切口

3. 首先沿髂嵴内侧切开骨盆处前方腹壁肌肉，显露腹膜并将其推向对侧，显露腹膜后结构。显露髂总和髂外动静脉，游离髂外动静脉至腹股沟水平，显露好髂肌、腰大肌和股神经（图21-5）。

图 21-5 前方切开腹壁肌肉，显露血管束和髂腰肌

从髂骨内面切断或剥开髂肌，沿髂骨翼向深方显露大切迹。

4. 从髂前上棘沿腹股沟韧带切开，近耻骨联合处寻找、游离并牵开精索加以保护。切断腹股沟韧带，将股动静脉、髂腰肌和股神经作为一个整体从耻骨支浅面游离出来，并用纱布提起，加以保护。沿耻骨支将腹壁肌肉切开至耻骨联合，显露耻骨联合内面和闭孔内面（图 21-6）。

图 21-6 髂腰肌及股神经、髂外血管束和耻骨联合

5. 分别从髂前上、下棘切断缝匠肌和股直肌起点并翻向下方，显露髋关节前关节囊（图 21-7）。沿髂嵴向后切开皮肤至髂后上棘，向下翻开臀大肌皮瓣，显露臀中肌和大粗隆，保护其下方的坐骨神经（图 21-8）。

6. 再从髂骨翼外面掀起臀中、小肌，显露髋关节囊外侧（如髂骨外板或髋臼外侧有肿瘤包块，则应保留足够厚度的肌肉包裹肿瘤以达到外科边

图 21-7 切断缝匠肌和股直肌起点并翻向下方，显露髋关节前关节囊

图 21-8 翻开臀大肌皮瓣，显露臀中肌

界的要求。）继续向深处显露，分离、保护坐骨神经，结扎必要的臀肌血管，显露大切迹外侧并与内侧相沟通（图 21-9）。从此通道套入钢丝锯（图 21-10）。

图 21-9 分离、保护坐骨神经，结扎必要的臀肌血管，显露大切迹外侧并与内侧相沟通

图 21-10　从大切迹套入钢丝锯

7. 内侧切口沿耻骨降支至坐骨结节。游离耻骨联合，紧贴耻骨降支切断会阴部肌肉。在耻骨上切断股薄肌及长、短收肌起点，显露闭孔外肌，闭孔外结扎切断闭孔血管神经束（图 21-11），从内侧显露髋关节囊。盆内结扎切断闭孔血管神经束，切开耻骨联合（图 21-12）。

图 21-11　在耻骨上切断股薄肌及长、短收肌起点，显露闭孔外肌

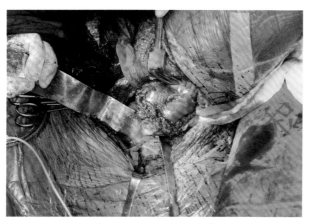

图 21-12　切开耻骨联合

8. 分别从内、前、外切开髋关节囊一周，脱位股骨头，切断圆韧带（图 21-13）。（如术前证实髋臼软骨、圆韧带、关节囊内有肿瘤侵入，则应将股骨头或整个髋关节囊一并切除。）调整坐骨大孔内钢丝锯的位置，按要求的截骨平面截断髂骨翼（或骶髂关节甚至骶骨外侧，依肿瘤范围要求）（图 21-14）。

髋臼

图 21-13　切开髋关节囊一周，脱位股骨头，切断圆韧带

图 21-14　调整坐骨大孔内钢丝锯的位置，按要求的截骨平面截断髂骨翼

9. 沿耻骨降支分离至坐骨结节，切断附着其上的腘绳肌、大收肌起点和骶结节韧带，游离坐骨支（图 21-15）。再依次切断骶棘韧带、闭孔内外侧肌止点、梨状肌和其他外旋肌群，取下切除之骨盆和肿瘤（图 21-16 ～图 21-18）。

10. 伤口创面止血，出血一般主要集中在：（1）坐骨大孔截骨区（臀上血管区），（2）耻骨联合及耻骨降支靠近会阴部创面区，（3）坐骨结节创面区。

图 21-15　游离的坐骨结节和闭孔前后

坐骨结节

图 21-16　游离的髂骨外板和脱位的髋关节

股骨头

图 21-17　切除后半骨盆

图 21-18　半骨盆切除后术野

股骨头

血管神经束

11. 止血后冲洗伤口，将大腿侧肌肉争取与腹壁侧肌肉拉合，将臀肌与腹壁肌肉拉合。放置引流后逐层缝合伤口（图 21-19）。切除肿瘤组织送病理检查。

图 21-19　缝合后伤口及引流

【术后影像】

见图 21-20。

图 21-20A　术后 X 线片

图 21-20B　术后 CT 重建

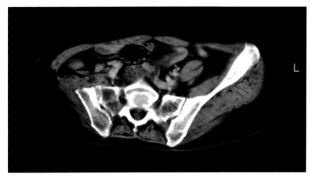

图 21-20C 术后 CT 横断面

【术后标本评估】

术后切除标本经福尔马林固定后，从外观和各向剖面，确认是否达到术前计划的外科边界（图 21-21）。

图 21-21A 骨盆、闭孔内面观

图 21-21B 骨盆、闭孔外面观，股骨颈截骨断面

髂骨翼 —

血管床 —

耻骨联合 —

— 第一刀经髋臼

— 坐骨

图 21-21C 标本剖开线

图 21-21D 长轴剖开，髋臼受侵

图 21-21E 坐骨长轴剖开显示坐骨内病灶范围

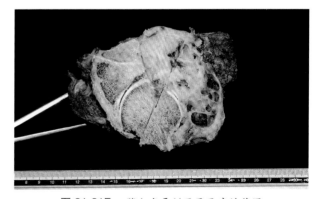

图 21-21F 髋臼水平剖开显示病灶范围

【术后处理】

1. 术后放置引流管 2～3 根充分引流，待全天（24 小时）引流量少于 20ml 时拔除。

2. 保持会阴部清洁，抗生素使用 1 周以上，2 周愈合拆线。

3. 回病房后患肢外展中立位，必要时可给予轻度皮牵引以维持长度。

4. 绝对卧床 4～6 周至软组织愈合后下地活动。每 3 个月定期复查，复查应包括：骨盆 X 线片、骨盆增强 CT、软组织 B 超、肺部 CT，以排除局部复发和肺转移。

【专家点评】

1. Enneking 将骨盆肿瘤分为三区：髂骨翼为Ⅰ区、髋臼周围为Ⅱ区、耻坐骨为Ⅲ区，后有学者将骶髂关节区域续为Ⅳ区。在临床工作中，公认的Ⅱ区为中心或涉及Ⅱ区的恶性肿瘤从切除到功能重建都是最困难、最具有挑战性的。

2. Ⅱ区的恶性肿瘤常常侵及Ⅰ、Ⅲ区（或Ⅰ、Ⅲ区肿瘤侵及髋臼），所以大部分情况下，切除时需将三个区域的大部分骨盆一并切除，称为内半骨盆切除。

3. 骨盆区域解剖结构复杂，手术中出血较多，血管神经损伤的机会较大，肿瘤切除的外科边界不易掌握，风险较大。

4. 内半骨盆切除后是否重建、如何重建一直是有争议的问题。髋臼区域切除范围较小时，行带翼网杯的全髋关节置换或髋关节融合都是可行的，并可获得较好的近期和远期功能，并发症也相对较少。当切除范围较大时，上述方法将无法实施。骨盆的替代物植入重建具有几十年的历史，从半骨盆灭活再植到灭活骨盆加全髋置换；从异体半骨盆移植到半骨盆人工替代假体的植入，均因较高的并发症发生率导致植入物取出率过高而失败。马鞍形假体受残端限制较大，且晚期的向上切割髂骨翼问题尚无法解决。

5. 近些年带全髋的骨盆假体较前有了很多改善，并发症发生率已有明显下降，早期功能有所提高，但仍较高的感染率和晚期松动率使得很多学者并不支持这种复杂的重建。内半骨盆切除后旷置手术较重建简单许多，患者风险自然下降许多。没有植入物，感染和后期松动就不那么令人担心。假体置换的后期功能既不像早期那么好，旷置术后的晚期功能也不像想象中的那么差，而且有些时候为了达到功能重建的目的人为地缩小肿瘤切除应该达到的外科边界。这些因素就是许多人不支持重建的原因。或许骨盆假体再进步一些以后，更多学者将会跨入重建的行列。

（郝　林）

22 髋臼恶性肿瘤广泛切除、马鞍形人工假体重建术

【手术适应证】

1. 髋臼部原发骨恶性肿瘤，手术能达到广泛的外科边界，其中包括 Enneking ⅠA、ⅠB、ⅡA 及化疗反应好的ⅡB、ⅢB 肿瘤；部分转移性肿瘤；侵及、包绕髋臼的软组织肉瘤。

2. 能留有足够的髂骨，以便与马鞍形（Saddle）人工关节相关联。

3. 预计关节功能优于义肢。

【应用解剖】

1. 髋臼由髂骨、耻骨、坐骨三部分所组成。髋臼内侧被髂肌覆盖，髂肌可形成一个屏障，阻止肿瘤的扩散，为肿瘤的广泛切除提供很好的边界。髋臼外侧有臀中肌和臀小肌覆盖，为肿瘤的切除提供了边界（图 22-1）。

2. 梨状肌起自骶骨，经过坐骨大切迹，止于粗隆间线，可以保护坐骨神经免于肿瘤的侵犯。

3. 在切除肿瘤时要保护好髂腰肌的完整，以便调节假体的长度，使双下肢等长。髂腰肌保持一定的张力，可以减少马鞍形关节的脱位。

图 22-1 骨盆部解剖示意图

腰大肌

髂外血管

【病例介绍】

男性，45 岁，主因"右髋部疼痛不适 1 年半，活动受限 1 年"而入院。入院后，查体发现右髋关节活动受限。给予各项影像学检查，影像学示：右髋臼部溶骨性破坏，基质均匀，可见钙化，可见软组织肿块（图 22-2）。行穿刺活检术，病理报告为：软骨肉瘤。

图 22-2A 骨盆正位片：右髋臼部可见溶骨性骨破坏

图 22-2B 骨盆 CT：右髋臼可见溶骨性骨破坏，基质内有钙化点

145

【术前设计】

肿瘤位于髋臼，向内侧破坏皮质，形成软组织肿块，但被髂肌所覆盖。为达到广泛外科边界需切除肿瘤上界 3cm 正常骨质，切除髂肌，切除臀中、小肌。肿瘤内界位于耻骨联合，下界位于股骨颈（图 22-3）。

图 22-3　手术范围示意图

【手术过程】

1. 健侧卧位，可向前后摇摆，切口自髂后上棘开始，沿髂前上棘，然后平行于腹股沟韧带，至会阴部，绕过大腿后侧至坐骨结节处（图 22-4）。梭形切除穿刺道。

图 22-4A　腹股沟部切口

图 22-4B　会阴部切口至坐骨结节处

2. 切开皮肤、皮下组织，显露出腹外斜肌腱膜（图 22-5）。

图 22-5　显露出腹外斜肌腱膜

3. 切开腹肌，显露出腹膜外间隙（图 22-6）。

图 22-6　腹膜外间隙

4. 保护髂外血管、股神经和腰大肌，切断起自髂棘上的背阔肌等肌肉，掀起臀大肌肌皮瓣，显露出臀中肌（图 22-7）。

图 22-7　切断附着在髂棘上的肌肉，掀起臀大肌肌皮瓣

5. 保护精索、会阴部各组织, 切断耻骨联合（图 22-8）。

图 22-8　切断耻骨联合

6. 于坐骨大切迹处放入线锯, 根据术前设计的平面, 切断髂骨（图 22-9）。

图 22-9　切断髂骨

7. 切断缝匠肌、股直肌, 显露髋关节, 在股骨颈处切断。切断坐骨结节处的骶结节韧带、骶棘韧带、腘绳肌的起点, 完整切除肿瘤（图 22-10）。

髂腰肌和髂外血管

图 22-10　切除肿瘤后的局部

8. 根据切除标本的大小, 挑选合适大小的马鞍形假体。为防止假体脱位, 将 MESH 缝合于假体上（图 22-11）。

图 22-11A　马鞍形假体

图 22-11B　MESH 缝合在假体上

9. 股骨侧准备髓腔, 为植入股骨侧假体做准备（图 22-12）。

图 22-12A　用软钻扩髓腔

图 22-12B　用开髓锉扩髓腔

10. 股骨侧扩髓后，冲洗髓腔，植入远端塞，打入骨水泥，植入股骨侧的假体（图 22-13）。

12. 植入马鞍形人工关节。为防止关节脱位，用人工补片将马鞍形关节与周围的骨与软组织缝合在一起（图 22-15）。

图 22-13A　股骨侧打入骨水泥

图 22-15A　准备将 MESH 与周围的骨与软组织缝合

图 22-13B　植入股骨侧假体

图 22-15B　MESH 与周围组织缝合后

11. 髂骨侧用磨钻磨出凹槽，与马鞍形假体形成关节（图 22-14）。

13. 冲洗伤口，清点器械，放置引流管，逐层关闭伤口，术毕（图 22-16）。

图 22-14　髂骨侧做一凹槽

图 22-16　伤口缝合，手术完毕

【术后影像】

术后 X 线片示：右侧髂骨已被切除，假体与残余的髂骨相关节（图 22-17）。

图 22-17A　马鞍形假体与残余髂骨相关节

图 22-17B　股骨侧假体

【术后标本评估】

术后切除标本经福尔马林固定后，从外观和各向剖面，确认是否达到术前计划的外科边界（图 22-18）。

图 22-18A　标本外侧面

图 22-18B　标本内侧面

图 22-18C　标本股骨头侧

图 22-18D　标本髂骨面

图 22-18E　标本坐骨结节面

图 22-18F　标本髂骨面

图 22-18G　标本纵剖面

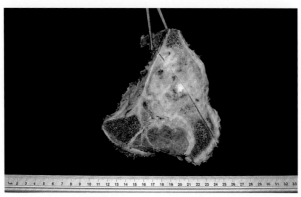

图 22-18H　标本横剖面

【术后处理】

1. 患者穿丁字鞋保持患肢在外展中立位 6～8 周，嘱患者活动患足，并行股四头肌等长收缩。常规应用低分子肝素和弹力袜预防下肢深静脉血栓形成。术后放置负压引流管 2 根，待 24 小时引流量少于 20ml 时拔除。术后应用抗生素 7～10 天。

2. 术后 8 周后可拄双拐下地活动，逐渐变为单拐，直至弃拐，但建议患者在步行较长距离时要拄单拐。术后注意早期活动膝关节，以免膝关节功能障碍。注意髋关节屈曲不超过 90°，不可跷二郎腿。

【专家点评】

1. Enneking 把骨盆环分为四个区，其中 Ⅱ 区即髋臼区的原发恶性肿瘤较难重建。因为髋臼部恶性肿瘤广泛切除后下肢的承重功能丧失，需重建骨盆环的完整性。常用的手术方法有：髋关节融合术、人工半骨盆置换、股骨上端截骨修补髋臼人工关节置换术、旷置术、Saddle 人工关节置换术等。Saddle 人工关节置换术是目前比较成熟的术式之一。

2. Saddle 人工关节置换术需保留足够厚的髂骨，并需在髂骨上磨出凹槽，凹槽需足够深以便于与马鞍形关节相吻合。为防止马鞍形关节脱位，我们用人工补片来把关节固定在髂骨上。后期可能会发生假体切割髂骨、髂骨骨折等并发症。

3. 为保持 Saddle 人工关节一定的张力，必须保持髂腰肌的完整性。同时保留了髂腰肌的完整性也保护了股神经和血管能维持一定的张力，不至于被拉长。

4. 髋臼部肿瘤的切除是难度很大的手术，术中失血量可能很大，甚至会引起低血容量性休克。为减少术中出血，应行术前栓塞。但栓塞血管的尺度需把握好，否则可能肌肉大量坏死，从而引发伤口感染。

5. 髋臼部肿瘤切除后进行人工半骨盆重建可提供短时间的骨盆稳定，但由于人工材料不能与宿主骨愈合，长时间会导致人工关节折断等并发症。另一严重并发症是局部感染，发生率高，且不易控制。

（杨发军　丁　易）

髋臼恶性肿瘤广泛切除、髋臼重建、人工全髋关节置换术

【手术适应证】

1. 骨盆Ⅱ区或Ⅱ+Ⅲ区的原发恶性肿瘤（Enneking ⅠA、ⅠB、ⅡA 及化疗反应好的ⅡB、ⅢB 肿瘤）；部分转移性肿瘤。

2. 股动静脉和股神经未受侵。

3. 患者一般情况好，能耐受大手术。转移癌患者预计存活 3 个月以上。

【应用解剖】

1. 髋臼恶性肿瘤由于前方有髂腰肌阻挡，股血管和神经一般不受侵，而骨盆内壁紧邻膀胱和腹膜，没有其他软组织阻挡，对高级别肿瘤，要求对化疗敏感，在化疗的有效控制下，才能达到安全的外科边界。

2. 髋臼恶性肿瘤往往同时侵犯耻坐骨或髂骨，由于人工髋臼要固定于髂骨，需要髂骨受力，所以肿瘤不能侵犯髂骨太多，完整切除肿瘤后要保留足够的髂骨来固定人工髋臼。保留越多，髋臼越稳定；反之，容易松动。所以对于原发恶性肿瘤，对髂骨骨量要求要高一些。相反，转移癌的患者，适应证可以相对放宽一些。

3. 在不影响外科边界的情况下，尽量保留耻骨或坐骨，重建髋臼时，髋臼支持架（CAGE）固定点越多越稳定。尽量用生物固定，获得长期有效的稳定，截除的股骨头是良好的植骨材料。

4. 如果肿瘤侵犯闭孔区，由于耻骨肌、闭孔外肌、内收肌群都是斜向附丽于股骨，切除肿瘤时，要靠近股骨切断这些肌肉，防止肌肉收缩导致的外科边界缩小。

5. 由于髋臼的结构复杂，术中截骨时要求有立体结构，可以先行髋关节脱位，再截骨，防止损失外科边界或边界扩大（图 23-1）。

图 23-1A　骨盆、髋关节前面

图 23-1B　骨盆、髋关节后面

【病例介绍】

男性，65岁，主因"左髋疼痛1年，加重3个月"入院。拍X线片、CT、MRI检查发现左髋臼溶骨性破坏，边界不清，骨皮质有破坏，伴有软组织肿块（图23-2～图23-4）。初步诊断为左髋

图23-2　双髋关节正位X线片示左髋臼溶骨性破坏

图23-4　髋臼MRI显示肿瘤范围

图23-3　髋臼CT显示肿瘤范围及与周围结构关系

白恶性肿瘤。入院后行穿刺活检，病理结果为：软骨肉瘤。PET-CT检查无远隔转移，Enneking分期为ⅡB期。完成术前化验检查后，行肿瘤广泛切除，髋臼重建，人工全髋置换术。

【术前设计】

按照Enneking外科切除原则，对于ⅡB期肿瘤，应行广泛的切除边界。此患者术前设计包括两部分内容：切除范围和重建方式。肿瘤位于髋臼顶和耻骨，软组织包块向前，比较小。所以切除范围为：上端经髋臼顶、内侧从耻骨联合切开，保留坐骨支及髋臼后柱。重建方式：用股骨头修补髋臼缺损部分，用髋臼支持架重建髋臼后，行人工全髋置换（图23-5）。

图 23-5 用患者骨盆ＣＴ数据制作骨盆模型，标记骨盆切除范围

【手术过程】

1. 患者麻醉后取侧卧位，但腰部以下不要固定，患者可以平卧至 45°。取髂腹股沟入路，梭形切除活检道（图 23-6）。

图 23-6 髂腹股沟入路，梭形切除活检道。向下延长切口，更好地显露坐骨

2. 切开前侧皮肤、皮下、深筋膜。切开腹肌，上端至髂骨翼，下端到耻骨联合，分离股血管和神经，结扎分支，使其与髂腰肌分开，用湿纱布牵开，保护。同时向内侧牵开精索，保护。从内侧推开腹膜，用湿纱垫保护，结扎闭孔血管，切断（图 23-7 ~ 图 23-10）。

图 23-7 切开皮肤、皮下、深筋膜，分开精索，保护

图 23-8 切开腹肌，将腹膜推开，保护

图 23-9　切断缝匠肌和股直肌直头，牵向下端

图 23-10　从髂腰肌上方分离股神经和血管，用湿纱布牵
开、保护

3. 切开髋关节囊，髋关节脱位后，切除股骨
头，显露髋臼（图 23-11、图 23-12）。

图 23-11　切开关节囊

图 23-12　髋关节脱位

4. 切断附丽于耻骨和髋臼的耻骨肌、闭孔外
肌、长收肌和短收肌，在髋臼顶和小粗隆切断两
次髂腰肌。显露髋臼和耻骨（图 23-13）。

图 23-13　切断附丽于耻骨和髋臼的耻骨肌、闭孔外肌、
长收肌和短收肌

5. 根据术前设计的截骨线，分别从髋臼
顶、耻骨联合、坐骨支截骨，保留髋臼后柱（图
23-14）。

图 23-14 切除肿瘤，保留部分髋臼

6. 将股骨头切为两半，分别固定于髋臼的前侧和内侧，修补髋臼的骨缺损，先用克氏针临时固定，位置合适后改用螺钉固定（图 23-15）。

图 23-15 用股骨头修补髋臼

7. 用髋臼挫打磨髋臼，用髋臼支持架重建髋臼，CAGE 的三个翼固定于髂骨和坐骨，同时用骨水泥加固，安装骨水泥人工髋臼。股骨侧安装人工股骨头（图 23-16 ~ 图 23-19）。

图 23-16 髋臼锉打磨髋臼

图 23-17 用螺钉固定股骨头，拔出克氏针

图 23-18 安装髋臼支持架、人工髋臼及股骨假体

图 23-19　复位，张力适中，关节稳定

8. 彻底止血后，冲洗伤口，髋关节复位。放负压引流管 2 根，缝合腹肌、深筋膜、皮下、皮肤（图 23-20）。患肢保持外展中立位。

图 23-20　放引流管 2 根后，关闭伤口

【术后影像】

见图 23-21。

图 23-21　术后 X 线片

【术后标本评估】

术后切除标本从外观和各向剖面，确认是否达到术前计划的外科边界（图 23-22）。

图 23-22A　标本前外侧

图 23-22B　标本盆腔内侧

图 23-22C　标本剖面

【术后处理】

1. 术后常规抗生素预防感染，预防深静脉血栓。

2. 引流液计量，24 小时小于 20ml 后拔除引流管。

3. 患肢穿矫形鞋，保持外展中立位 6 周。

4. 术后 2 周拆线。早期鼓励患者行股四头肌等长收缩练习。6 周后逐步练习髋关节活动。

【专家点评】

1. 骨盆 II 区或 II + III 区的恶性肿瘤切除和重建都很困难，对骨肿瘤科医生都是一种挑战。术前的精确和详细设计是非常重要的，肿瘤切除的外科边界基于我们对影像学的认识，所以要认真阅读 X 线、CT、MRI 片，来判断肿瘤的范围，从而确定切除的外科边界。制备患者的骨盆模型是一个非常好的方法。因为骨盆的形状不规则，模型可以使我们对骨盆的形状更有立体感，依据影像学确定的手术边界能具体表达，从而指导我们术中准确实施。

2. 髋臼恶性肿瘤由于前方有髂腰肌阻挡，股血管和神经一般不受侵，而骨盆内壁紧邻膀胱和腹膜，没有其他软组织阻挡，所以对高级别肿瘤，要求对化疗敏感，在化疗的有效控制下，才能达到安全的外科边界。

3. 髋臼恶性肿瘤往往同时侵犯耻坐骨或髂骨，由于人工髋臼要固定于髂骨，需要髂骨受力，所以肿瘤不能侵犯髂骨太多，完整切除肿瘤后要保留足够的髂骨来固定人工髋臼。保留越多，髋臼越稳定；反之，容易松动。所以对于原发恶性肿瘤，对髂骨骨量要求要高一些。相反，转移癌的患者，适应证可以相对放宽一些。在不影响外科边界的情况下，尽量保留耻骨或坐骨。

4. 如果肿瘤侵犯闭孔区，由于耻骨肌、闭孔外肌、内收肌群都是斜向附丽于股骨，切除肿瘤时，要尽量靠股骨切断，防止由于肌肉收缩而缩小了外科边界。

5. 髋臼手术创面大，术中牵拉股动静脉，结扎许多分支，术后卧床时间长，所以深静脉血栓的预防非常重要。可以采取的措施有：足底泵、下肢抗血栓弹力袜、患者主动肌肉收缩、低分子肝素注射等等。

6. 术后感染的预防，除常规抗生素使用外，要充分引流，多放引流管，防止死腔形成。术后引流充分、彻底。拔除引流后行 B 超或 CT 检查，若有积液，早期抽出，预防感染。

（鱼　锋　张　清）

24 骶骨肿瘤切除术

【手术适应证】

1. 骶骨良性肿瘤（骨巨细胞瘤、神经纤维瘤等）可以行囊内切除，恶性肿瘤（脊索瘤等）应该行边缘切除或广泛切除。

2. 肿瘤侵犯骶1，骶1切除后，如果破坏了骶髂关节，必要时需要重建骶髂关节的稳定性。

3. 肿瘤位于骶1以下，手术可以保留骶1，不影响骶髂关节的稳定性，不用重建骶髂关节。本节主要介绍不影响骶髂关节稳定性的骶骨肿瘤切除术。

4. 常见的需要行骶骨切除的肿瘤是脊索瘤，Enneking 分期为 I B。其他还有软骨肉瘤等。

【应用解剖】

1. 骶骨肿瘤切除常用的是后正中纵切口，若肿瘤体积大，两端可以加用横切口。由于皮瓣向两侧要翻到髂骨水平，为防止皮瓣坏死，最好从深筋膜下剥离，减少皮瓣坏死的几率。

2. 若肿瘤向后没有破坏骨质，骶棘肌未受侵，可以将骶棘肌从骶骨剥离，牵向上端。骶骨切除后造成的空腔可以用骶棘肌填充。

3. 骶4、5神经根切除主要影响会阴部皮肤感觉和部分大小便功能，骶1、2、3神经根切除将直接影响大小便功能。骶1还参与坐骨神经的组成，所以骶1、2、3神经损伤，将造成大小便功能障碍及坐骨神经部分损伤（图24-1）。术前需要对肿瘤的上界进行准确的判定，从而制订精确的手术边界：既要达到足够的外科边界，也要尽可能保留神经。

4. 臀大肌、梨状肌、骶结节韧带、骶棘韧带在骶骨附丽处是肿瘤容易侵犯的地方，切除时要距附丽1cm以上，确保此处有安全的外科边界。

马尾神经
S1
S2
S3
S4
S5
终丝

图 24-1　骶管解剖

5. 骶前往往有一层疏松组织，可以和直肠分离，此处要钝性分离，避免直肠损伤。

6. 切除肿瘤后空腔容易形成大血肿，术后引流要充分，大量血肿容易感染。长时间的平卧易造成皮瓣坏死，应尽量避免。

【病例介绍】

男性，47岁，因"大小便困难3年，腰骶部不适6个月"就诊。拍摄腰椎X线片及CT诊断为腰椎间盘突出症，保守治疗未见好转，再做MRI发现骶骨肿瘤而住院。骶骨加强CT、MRI示骶3、4、5骨破坏，软组织包块向前突出，肿瘤血运丰富（图24-2～图24-4）。临床诊断为骶骨脊索瘤。入院后行穿刺活检，病理结果支持脊索瘤诊断。行骶骨肿瘤切除术。

图 24-2 骶骨正、侧位 X 线片，骶 3 以下骨破坏

图 24-3 CT 示骶 3、4、5 破坏，向前的软组织包块

图 24-4 MRI 更清楚显示肿瘤的范围

【术前设计】

按照 Enneking 外科切除原则，对于 I B 期肿瘤，应行广泛的切除边界。此病例向前突出的软组织包块与直肠间有一层疏松组织相间，可以经此疏松组织完整分离肿瘤，上端从骶 2 切除，保留骶 1、2 神经根，下端切除尾骨，两侧距骶骨 1cm 断肌肉和韧带，后方保留骶棘肌（图 24-5）。

图 24-5　骶骨肿瘤切除范围

【手术过程】

1. 术前 24 小时内血管栓塞，减少术中出血。栓塞要超选，不要栓塞臀上动脉，防止术后皮瓣坏死（图 24-6）。

图 24-6　血管栓塞前、后影像

2. 患者麻醉后取侧卧位，要将前方一并消毒、铺巾，先经大麦氏切口切开皮肤、皮下、深筋膜，切开腹肌，从腹膜后显露腹主动脉、髂总动脉，用湿纱垫填塞，备用（图 24-7、图 24-8）。若术中有骶前血管出血，从后方无法止血时，可以从前方临时阻断腹主动脉或髂血管，紧急止血。

深筋膜

图 24-7　大麦氏切口，切开皮肤、皮下、深筋膜和腹肌

髂总动静脉

图 24-8　从腹膜后显露腹主动脉和髂血管

3. 切除肿瘤取后正中切口，起于腰 5 棘突，止于尾骨。根据肿瘤大小，可以在两端加横切口。如果肿瘤较小，尽量只用纵切口，以减少术后皮肤坏死。梭形切除活检道（图 24-9）。

穿刺点

图 24-9　骶后正中纵切口，上端至腰 5，下端至尾骨尖。梭形切除活检道

4. 切开皮肤、皮下、深筋膜，从深筋膜下向两侧掀皮瓣，显露至双侧髂后上棘，下端显露至尾骨尖，上端显露至腰 5 棘突（图 24-10）。

骶棘肌

棘突

臀大肌　穿刺道

图 24-10　向两侧掀筋膜瓣，显露骶骨和尾骨

5. 背侧将骶棘肌从骶骨剥离，牵向上端（图 24-11）；下端切断附丽于尾骨的韧带；两侧距骶骨 1cm 切断附丽于骶骨的臀大肌。

骶棘肌

骶 1

图 24-11　将骶棘肌从骶骨剥离，牵向上端

6. 分别切断骶结节韧带、梨状肌、骶棘韧带；前方用湿纱布沿肿瘤外膜和直肠间钝性分离，纱垫保护；上端从骶 2 下界，先用咬骨钳打开椎板，显露椎管和骶神经，分离骶 1、2 神经根，以远结扎脊膜囊，再切断骶 2 椎体，至前方，完整切除肿瘤（图 24-12～图 24-16）。

图 24-12　切断骶棘韧带

图 24-13　切断梨状肌、保护坐骨神经

图 24-14　打开椎板，显露椎管和骶神经，分离骶1、2神经根

图 24-15　从骶 2 切断骶骨

图 24-16　完整切除肿瘤

7. 彻底止血，将骶棘肌和两侧臀大肌缝合，放负压引流管 2 根，缝合深筋膜、皮下、皮肤（图 24-17）。

图 24-17　放负压引流管 2 根，逐层缝合

【术后影像】

术后进行 X 线和 C T 检查，评估手术切除范围是否达到术前设计（图 24-18、图 24-19）。

图 24-18　术后正、侧位 X 线片

图 24-19　术后 CT 片

【术后标本评估】

术后切除标本经福尔马林固定后，从外观和各向剖面，确认是否达到术前计划的外科边界（图 24-20）。

A　标本前面

尾骨

C　标本上端

骶2椎体断端

B　标本背面

臀大肌

D　标本纵剖面

骶2椎体断端

图 24-20　术后标本

【术后处理】

1. 患者麻醉清醒后（一般术后 4～6 小时），定时翻身，预防皮瓣坏死。

2. 术后监测生命体征，观察引流量，尤其注意伤口是否有大出血。

3. 常规抗感染治疗，24 小时引流量少于 20ml 后拔除引流。术后 2 周拆线。

【专家点评】

1. 骶骨常见的良性肿瘤是骨巨细胞瘤和神经纤维瘤，可以行囊内切除。最常见的恶性肿瘤是脊索瘤、转移癌等。脊索瘤由于对放化疗不敏感，手术是最有效的治疗手段，应行广泛切除。骶骨脊索瘤多从下骶骨向上端浸润。对于上界只到骶3的病例，手术可以保留骶1、2、3神经根，同时也能保留骶髂关节的稳定性，这样术后既有骶髂关节的稳定性，又保留了大小便功能，肿瘤有良好的预后。而肿瘤已侵犯骶1、2的病例，大块切除势必造成所有骶骨的缺损，导致腰骶部不稳定和大小便功能障碍。手术需要重建腰骶部和骶髂部稳定性，但是大小便功能障碍将是永久性的，需要术前反复向患者交代，必要时可先行膀胱和直肠造瘘。只有患者完全接受，方可实施手术。为了保留功能行囊内切除是不可取的。

2. 术前 24 小时内血管栓塞，可以减少术中出血。栓塞要超选，避免栓塞臀上动脉，减少术后皮瓣坏死。

3. 手术要点：骶骨肿瘤切除以往多采用"工"字形切口，但直角处皮肤容易坏死，现常用后正中纵切口，若肿瘤体积大，为充分显露，再加用横切口。从深筋膜下剥离，可以减少皮瓣坏死的概率。若肿瘤向后未破坏骨质，骶棘肌未受侵，可将骶棘肌从骶骨下端剥离，牵向上端，保护。术前需要对肿瘤的上界进行准确的判定，从而制订精确的手术边界：既要达到足够的外科边界，也要尽可能保留神经。臀大肌、梨状肌、骶结节韧带、骶棘韧带在骶骨附丽处是肿瘤容易侵犯的地方，切除时要距附丽处 1cm 以上，确保此处有

安全的外科边界。骶前肿块和直肠间有一层疏松组织，可以钝性分离，既不损伤直肠，也能完整分离肿物。血肿可造成感染，术后引流要充分。定时翻身，预防皮瓣压迫性坏死。

4. 骶骨肿瘤术后必须严密监测生命体征，观察引流量。伤口大出血的常见表现是：引流量短期内增加，患者腹胀，叩诊为实音，有脉搏快、血压下降等休克症状。化验：血红蛋白进行性下降。若发现有出血，必须及时处理，包括：补液、输血；必要时夹闭引流管；若保守治疗无效，行血管造影、栓塞止血。手术探查止血风险较大，少用。

5. 由于术后残留空腔，容易感染，术后要观察伤口愈合情况，及早发现，早期清创，可以得到良好的愈合。

（鱼　锋　张　清）

第四部分

截肢术

25 Boyd截肢术

【手术适应证】

1. 前足骨与软组织恶性肿瘤，肿瘤位于跟骨及距骨以远。

2. 前足严重开放性损伤，不能保留者。

【应用解剖】

1. 踝部皮下脂肪少，皮肤紧贴在软组织上，如果于胫骨下端进行截肢采用踝部前方皮肤作为皮瓣容易出现皮瓣愈合问题。足底皮肤耐压耐磨、能吸收震荡，因此行此手术时选择较长的跖侧皮瓣（图25-1）。

2. 伸肌支持带位于踝关节前方，伸肌腱位于支持带深面，从内往外分别为胫前肌腱、姆长伸肌腱和趾长伸肌腱，足背动脉位于伸肌腱的深面，行该手术时需结扎此动脉。

3. 从内踝下行的胫神经在足底分支为足底内侧神经和足底外侧神经，血管于足底分支为足底内侧动、静脉和足底外侧动、静脉，手术时神经予以切断，血管进行结扎。

4. Boyd截肢术需保留跟骨，截除距骨及以下的骨性结构，去除胫骨、腓骨，跟骨表面的软骨，将跟骨前推，与胫骨及腓骨进行融合。

【病例介绍】

女性，25岁，因"左足疼痛3个月"入院。查体左足肿胀，有压痛。拍摄X线片、CT及MRI显示左足部肿瘤（图25-2、图25-3）。行穿刺活检提示为软骨肉瘤，肿瘤范围大，主要累及前足，

图25-2　术前X线片

图25-3　术前CT及MRI显示肿瘤范围

胫骨

距骨

足舟骨

跟骨

截肢切除范围

图25-1　足部解剖示意图

无保肢条件，行 Boyd 截肢术。术后石膏固定 8 周，术后佩戴支具获得良好的功能。

【术前设计】

患者穿刺活检为足部恶性肿瘤，肿瘤范围大，如果行局部切除术难以达到安全的外科边界。肿瘤主要位于中前足，为达到广泛外科边界适宜行 Boyd 截肢术（图 25-4），术后佩戴支具能获得良好的功能。

图 25-4 术前手术设计图

【手术过程】

（说明：手术过程采用尸体标本操作。）

1. 患者麻醉后取平卧位，在止血带下进行，以减少出血。皮肤切口从外踝尖开始，于距舟关节平面越过足背到内踝下方一横指处，然后转向下远端，在跖骨基底部经过足底再向上、向近端回到外踝尖（图 25-5）。

图 25-5A 足背部皮肤切口

图 25-5B 足侧方皮肤切口

图 25-5C 足跖部皮肤切口

2. 切开前方的皮肤及皮下组织，显露胫前肌腱、踇长伸肌腱、趾长伸肌腱（图 25-6）。

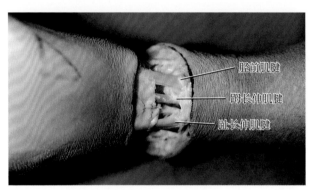

图 25-6 显露肌腱

3. 将胫前肌腱、踇长伸肌腱、趾长伸肌腱逐一切断，结扎足背动脉，显露踝关节前方的关节囊（图 25-7）。

图 25-7 切断肌腱

4. 切开踝关节前方关节囊，显露出距骨、胫距关节（图 25-8）。

图 25-8　切开关节囊

5. 沿外侧切口切开皮肤及皮下组织,显露出腓骨短肌肌腱(图 25-9)。

图 25-9　外侧切口

6. 沿跖侧切口逐层切开皮肤及皮下组织,切除足底的内、外侧神经,结扎足底内侧动、静脉和足底外侧动、静脉,显露足跖侧的肌肉、肌腱,逐一切断(图 25-10)。

图 25-10　切断足底神经、肌肉

7. 沿外侧切口行深层分离,清楚显示腓骨长、短肌肌腱(图 25-11)。

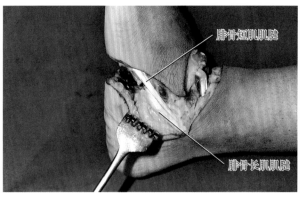

腓骨短肌肌腱

腓骨长肌肌腱

图 25-11　显露腓骨长、短肌肌腱

8. 将腓骨长、短肌肌腱牵出并高位切断(图 25-12)。

图 25-12　高位切断腓骨长、短肌肌腱

9. 将跟距关节离断后截除前足,显示保留的跟骨(图 25-13)。

跟骨

图 25-13　离断前足,显露跟骨

10. 在腓骨结节前方将跟骨前部横行切断，切除胫骨下端、腓骨下端、跟骨表面的软骨，为融合做准备（图25-14）。

图 25-14　切除软骨

11. 将跟骨按照与踝关节的关系往前推，嵌入要融合的位置，使跟骨的下表面与地面平行（图25-15）。

胫骨

跟骨

图 25-15　跟骨前移

12. 用斯氏针将跟骨与胫骨固定，进行融合（图25-16）。

图 25-16　融合

13. 逐层缝合伤口，放置引流。将斯氏针剪短，折弯（图25-17）。

图 25-17　缝合伤口

【术后影像】

术后常规拍摄X线片，显示斯氏针位置及融合情况（图25-18）。

图 25-18　术后X线片

【术后标本评估】

术后切除标本从外观和各向剖面，确认达到术前计划的外科边界（图25-19）。

图 25-19 切除后标本剖面

【术后处理】

1. 术后 2 周拆线，术后 4 周拔除斯氏针。

2. 术后 8 周内残端禁止负重，行石膏固定，直至骨质完全融合后逐渐负重。

【专家点评】

1. 踝部截肢常用的术式有 Syme 截肢和 Boyd 截肢。Boyd 截肢由于皮瓣较厚，愈合一般较好。Syme 截肢出现残端愈合问题的风险略高，主要原因在于足跟垫后移和过度修剪皮瓣造成的皮肤坏死。另外，Syme 截肢的残端较臃肿，使用的义肢也较臃肿，如果出于美观考虑可行 Boyd 截肢术来弥补。

2. Boyd 截肢术能在踝部形成良好的负重残端，消除了 Syme 截肢术后常发生的跟垫后移问题。行 Boyd 截肢术需切除距骨、跟骨前移、跟胫融合，手术复杂程度较 Syme 截肢术大，但此法残肢长度和负重残端的宽度优于 Syme 截肢术。

3. 踝部截肢后应考虑到残端负重的要求，Boyd 截肢成功的关键在于跟骨和胫骨的固定融合。融合前首先要切除跟骨前部及胫骨、腓骨的软骨，然后将跟骨往前推，确保跟骨的下表面与地面平行，便于佩戴支具后行走。将跟骨与胫骨使用斯氏针固定，4 周后拔除，8 周内均需石膏固定，残端禁止负重，直到随访时拍 X 线片显示骨质完全融合后才能逐渐负重。Boyd 截肢后佩戴支具能获得满意的外观和功能，长期随访显示 Boyd 截肢后佩戴支具行走的步态可接近正常，患者的社会功能回归非常满意。

4. 踝部截肢的另一种术式为 Pirogoff 截肢，跟骨垂直截断，前部被去掉，将保留的后半部跟骨及足跟皮瓣一起向前向上翻转 90°，让跟骨的粗糙面与胫骨的剥离面相对。该术式比 Boyd 截肢术更为复杂且没有明显的优势，很少采用。

（邓志平　丁　易）

26 小腿截肢术

【手术适应证】

1. 足踝部恶性肿瘤治疗。

2. 小腿下端恶性肿瘤治疗。

3. 肿瘤累及足踝部或小腿下端血管神经束，无法分离。

4. 足踝部或小腿下端肿瘤广泛切除后，无足够软组织覆盖；或无法通过软组织转移获得可接受的软组织覆盖。

【应用解剖】

1. 小腿下端 1/3，腓肠肌肌肉与肌腱交界处下端，血液供应差，软组织覆盖不足，不是理想的截肢平面。容易出现伤口愈合不良。即使术后伤口愈合，穿戴假肢后容易造成肢体皮肤磨损。

2. 截肢平面距离胫骨关节面距离小于 5cm，其残端完全没有功能，应选用膝关节离断。对于短于 12.5cm 的残端，安装假肢有一定困难。如果残端短于 8.8cm，需要切除部分肌肉及腓骨。

3. 成年人理想的截骨平面位于胫骨平关节面下 12.5～17.5cm。

4. 由于肿瘤原因采用小腿截肢，一般可以采用前后等长皮瓣。

5. 小腿截肢需要涉及的解剖结构有胫骨、腓骨；胫骨前肌、趾长伸肌、腓骨长短肌、胫骨后肌、趾长屈肌、踇长屈肌、比目鱼肌、腓肠肌；胫前动静脉、胫后动静脉、腓动静脉；腓深神经、腓浅神经、胫神经（图 26-1）。

【病例介绍】

女性，39 岁，2 年前开始出现右足底行走时疼痛。在当地医院就诊，发现右足底小软组织肿物，行手术切除。切除后病理报告为滑膜肉瘤。再次于当地医院行扩大切除。术后行 AI（多柔比星＋异环磷酰胺）方案化疗 4 次。1 个月前患者再次自觉右足底行走时疼痛，行 MRI 检查发现肿瘤复发。MRI 显示患者足底软组织肿瘤范围（图 26-2）。

图 26-1　小腿中部解剖示意图

图 26-2　MRI 显示肿瘤范围及与周围结构关系

【术前设计】

按照 Enneking 外科切除原则，对于软组织恶性肿瘤，应行广泛切除。此例患者右足软组织肿瘤，术后复发，病理诊断明确为滑膜肉瘤。对此患者应行广泛切除。MRI 显示肿瘤位于足底中部，与足部骨紧邻，并包绕足底血管神经束和肌腱，如局部手术需要切除肿瘤相邻的骨、血管、神经、肌腱，切除后无法重建使患者能够正常负重。因此决定行小腿截肢术。因患者是足部肿瘤，尽量保留患者小腿长度。设计截骨平面距离膝关节 17cm。

【手术过程】

1. 设计截骨平面距离膝关节 17cm。皮瓣下端距离截骨距离为截骨处小腿直径的一半（约周长的 1/6）。在小腿截骨平面内、外侧对称部位标记，使前后皮瓣长度相同。

图 26-3　小腿截肢范围设计

2. 患者腰麻满意后，平卧位，大腿根部上台下止血带控制出血。沿前侧切口，切开皮肤、皮下、深筋膜。胫骨嵴处直接切开骨膜至胫骨。将前部皮瓣连同深筋膜、胫骨内侧骨膜作为整体向上翻开，至截骨平面。后侧皮瓣切开深筋膜，但不在深筋膜与肌肉之间分离（图 26-4）。

图 26-4　前侧皮瓣

3. 距离胫骨截骨平面 0.6cm 切断小腿前侧间隙胫前肌、趾长伸肌、踇长伸肌、腓骨长短肌（图 26-5）。

图 26-5　切断前侧间隙肌肉

4. 将切断的胫前肌、趾长伸肌、踇长伸肌、腓骨长短肌向下翻开，显露腓深神经、胫前血管，分别切断并双重结扎（图 26-6）。

图 26-6　结扎胫前血管

5. 显露胫骨、腓骨截骨平面，腓骨截骨平面位于胫骨截骨平面上端 1.2cm。用线锯横行锯断腓骨（图 26-7）。

图 26-7　截断腓骨

6. 用线锯从后向前横行锯胫骨，至胫骨前侧皮质向胫骨上端斜行锯，至距离截骨平面约 2cm 处锯断胫骨。使胫骨截骨端形成楔形（图 26-8）。

图 26-8　截断胫骨

7. 向前牵开小腿下端显露小腿后侧肌肉。从截骨面水平切断胫骨后肌（图 26-9）。

图 26-9　切断胫骨后肌

8. 在胫骨后肌后方找到胫神经，将其切断并结扎（图 26-10）。

图 26-10　切断胫神经

9. 分离显露胫后动静脉、腓动静脉，将其切断并双重结扎缝扎（图 26-11）。

图 26-11　处理胫后动静脉

10. 从截骨平面向后侧皮瓣边缘斜行切断腓肠肌及比目鱼肌，离断肢体（图 26-12）。

图 26-12　切断后侧肌肉

11. 用骨锉修整截骨端使其光滑，冲洗伤口。松止血带止血。将比目鱼肌与腓肠肌向前翻转，覆盖截骨端，并将其与前侧皮瓣的深筋膜和骨膜缝合（图 26-13）。

图 26-13　肌肉成形

12. 缝合皮下组织及皮肤。置入橡皮条引流（图 26-14）。

图 26-14　关闭伤口

【术后影像】
见图 26-15。

图 26-15　术后正、侧位 X 线片

【术后标本评估】

术后切除标本外观观察，断端无肿瘤。将标本冠状面剖开，可见足底肿瘤，小腿下端无肿瘤（图 26-16）。

图 26-16A　术后标本外观

图 26-16B　术后标本冠状面剖开

【术后处理】

1. 术后放置引流条 4～6 根，24 小时后拔除引流。拔除引流后用弹力绷带轻轻加压包扎患肢末端，并使其塑形成圆锥状。术后卧床 2 周。2 周后下地正常活动。

2. 需要术后化疗的患者，如化验检查无异常，可从术后 2 周（伤口愈合拆线后）开始化疗。

3. 术后患者应长期随诊，局部行 B 超和 X 线检查，明确是否有肿瘤复发，全身需要按照肿瘤学要求，检查是否有转移灶存在。

【专家点评】

1. 小腿截肢术除应用于足踝部恶性肿瘤的治疗，也可以用于创伤、感染、周围血管疾病等疾病的治疗，特别是周围血管疾病的治疗。小腿截肢患者，安装假肢后能获得良好的行走功能，90% 以上的膝关节以下截肢患者，可以安装良好的假肢。

2. 部分行小腿截肢患者术后膝关节不能伸直，影响术后功能。这可能有两个原因：其一，小腿截肢术中为了良好覆盖残端骨质和术后获得良好的负重面，需要将后侧腓肠肌瓣与前侧骨膜缝合，进行肌肉成形。但术后部分患者感觉残端牵拉性疼痛，这可能是因为肌肉成形后的张力造成。有些患者为了缓解疼痛，将膝关节置于屈曲位。其二，肌肉成形后前后侧肌力不平衡，也可能造成膝关节屈曲畸形。为避免膝关节屈曲畸形，术后应将患者膝关节置于伸直位。还有一种方法是截肢术后，在手术台上用"U"形石膏将患肢固定于膝关节伸直位。石膏一般在残肢的前后，长度超过膝关节。石膏使用至术后 3 周，肌肉愈合为止。

（李　远　牛晓辉）

27　膝关节离断术

【手术适应证】

1. 足踝部恶性肿瘤及小腿下端恶性肿瘤，小腿截肢不能达到广泛切除。

2. 足踝部恶性肿瘤及小腿下端恶性肿瘤，累及小腿主要神经、血管，手术中无法分离或无法重建。

3. 足踝部或小腿肿瘤巨大，切除后残留组织无法直接覆盖伤口，也无法通过软组织转移获得良好的覆盖。

【应用解剖】

1. 膝关节离断后股骨下端的膨大部分可以提供较大的负重面，可以提供足以负重的软组织及皮肤覆盖（图 27-1）。

2. 膝关节离断可以重建股四头肌下端的附丽，保持股四头肌张力，使截肢后的残肢更容易控制。

3. 膝关节离断可以提供比大腿截肢更长的残肢。

4. 股骨干下端膨大部分可以使假肢的安装更稳定。

【病例介绍】

男性，28 岁，主因"右小腿疼痛半年加重 1 周"入院。患者入院后行 X 线、CT、MRI 检查，发现右胫骨中段骨破坏，内部密度不均，骨皮质破坏，可见软组织肿块（图 27-2、图 27-3）。行穿刺活检，病理报告为：恶性纤维组织细胞瘤。患者因经济原因要求截肢治疗。

图 27-1　膝关节周围解剖图

股四头肌腱
股骨
髌骨
髌腱
胫骨

股二头肌
腘静脉
腘动脉
胫神经
交叉韧带
腘肌
腓肠肌

图 27-2　胫骨恶性纤维组织细胞瘤正、侧位 X 线片

图 27-3　CT 和 MRI 显示肿瘤范围及与周围结构关系

【术前设计】

按照 Enneking 外科切除原则，对于恶性骨肿瘤，应行广泛切除。此病例诊断明确，病变位于胫骨中部，根据影像学资料，患者病变上缘距离膝关节 11cm。我们一般要求恶性骨肿瘤截肢时，切口距离肿瘤需要 5cm 以上，对此患者小腿截肢显然范围不足，故此患者截肢平面定为膝关节离断。

【手术过程】

1. 膝关节离断一般采用前侧长、后侧短的前后皮瓣。前侧皮瓣最下端，距离髌骨下缘距离，为髌骨下缘处腿周径的 1/3。后侧皮瓣的最下端，距离腘窝距离为髌骨下缘处腿周径的 1/6。皮瓣的上端在胫骨平台平面（图 27-4）。

图 27-4　膝关节截肢切口设计

2. 患者腰麻满意后，平卧位，大腿根部上气囊止血带控制出血。切开皮肤、皮下、深筋膜，前内侧皮瓣下直接切开胫骨骨膜至胫骨，从胫骨表面向上分离（图 27-5）。

图 27-5　前侧皮瓣

3. 前外侧从深筋膜深层分离。前侧皮瓣中包括髌腱和鹅足止点，将前侧皮瓣向上翻开至膝关节水平（图 27-6）。

图 27-6　前侧筋膜瓣

4. 继续将筋膜瓣向上翻开，从胫骨侧切断前方和侧方关节囊，显露交叉韧带（图 27-7）。

图 27-7　显露交叉韧带

5. 从胫骨侧切断交叉韧带（图 27-8）。

图 27-8　切断交叉韧带

6. 切断股二头肌在腓骨头上的止点，分离切断并结扎腓总神经（图 27-9）。

图 27-9　分离切断腓总神经

7. 从半月板上方切开后关节囊，显露腓肠肌内、外侧头（图 27-10）。

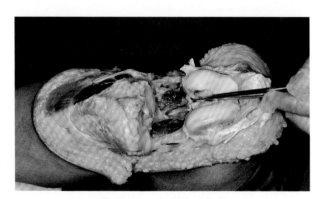

图 27-10　切断后关节囊

8. 切断腓肠肌内、外侧头，显露腘动、静脉和胫神经（图 27-11）。

图 27-11　显露神经血管束

9. 分离切断并结扎胫神经，分离切断并双重结扎缝扎腘动、静脉（图 27-12）。

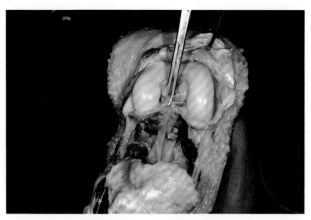

图 27-12　处理神经血管束

10. 沿后侧皮瓣边缘切开皮瓣，离断小腿（图 27-13）。

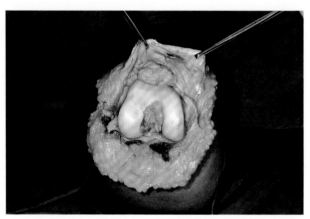

图 27-13　离断肢体

11. 松止血带，止血，冲洗。将髌韧带缝合于交叉韧带。将腓肠肌残端缝合于髁间切迹（图 27-14）。

图 27-14　固定髌韧带

12. 置入引流管。缝合深筋膜皮下组织及皮肤（图 27-15）。

图 27-15　关闭伤口

【术后影像】

术后常规拍摄正、侧位 X 线片（图 27-16）。

图 27-16　术后正、侧位 X 线片

【术后处理】

1. 术后放置负压引流管 1 根，待全天（24 小时）引流量少于 20ml 时拔除。拔除引流后用弹力绷带轻轻加压包扎患肢末端，但要防止下端皮瓣缺血坏死。术后应用抗生素 7～10 天。术后卧床 2 周。2 周后扶双拐下地活动。

2. 术后患者应长期随诊，局部行 B 超和 X 线检查，明确是否有肿瘤复发，全身需要按照肿瘤学要求，检查是否有转移灶存在。

【专家点评】

1. 膝关节周围是恶性骨肿瘤的好发部位，大多数膝关节周围的恶性肿瘤，行膝关节离断术不能达到广泛切除的外科边界。而对于踝关节及更下端的恶性肿瘤，往往通过小腿截肢就可以达到广泛切除的外科边界。因此，因肿瘤需要进行膝关节离断的患者并不多。

2. 膝关节离断术除应用于恶性肿瘤的治疗，也可以用于创伤、感染、周围血管疾病等疾病的治疗。膝关节离断可以提供一个面积较大的负重面，有利于假体的安装；相对于大腿截肢，膝关节离断又明显缩短了假肢长度，为术后得到良好的假肢功能提供了基础。

3. 膝关节离断手术中不要切除髌骨或将髌骨与股骨髁融合。不用处理股骨髁和髌骨关节面软骨。如髌骨已和股骨髁紧密粘连在满意的位置上，则不必进一步处理。如果有膝关节滑膜增生，可以行滑膜切除术。如滑膜已萎缩，失去分泌功能，不必切除滑膜。

（李　远　牛晓辉）

28 大腿截肢术

【手术适应证】

1. 周围血管性疾病（如糖尿病导致的肢体缺血坏死）。

2. 创伤（如严重的创伤导致肢体主要血管无法修复而缺血坏死或无法进行重建）。

3. 药物或其他手术方法治疗无效的急慢性感染。

4. 神经损伤后导致营养性溃疡及先天畸形（如先天性肢体发育不良）。

5. 恶性肿瘤。随着影像学手段及外科技术的提高，保肢手术应用越来越普遍，广泛切除后局部复发率较低。但对于那些肿瘤巨大、邻近主要神经血管束的肿瘤局部切除无法实现广泛的外科边界或切除无法进行重建时，仍需要进行截肢术治疗。

【应用解剖】

1. 根据截骨平面的高低，大腿截肢分为经股骨上段、经股骨中段、经股骨下段和股骨髁上截肢四类。

2. 大腿的主要肌肉包括股四头肌、腘绳肌和内收诸肌，不同的水平切断的肌肉有所不同（图28-1）。

3. 大腿截肢中股动静脉需要双重结扎缝扎，以防线头脱落，这一步也是该手术中需要特别注意的。在不同水平，股血管的位置及分支有所不同。在大腿上段股动脉行于股骨的前方，中段行于股骨的内侧，下段则行于股骨的后方。主要分支为股深动脉，沿长收肌深面下行，位于股骨后方，同时还有旋股内侧动脉、旋股外侧动脉及3～4支穿动脉等分支。

4. 坐骨神经是人体内最粗的神经，神经内部伴行营养血管，切断后需要结扎。

【病例资料】

男性，33岁，主因"右小腿疼痛发现包块12个月"入院。12个月前无明显诱因出现右小腿上端外侧疼痛，7个月前当地医院诊断为右腓骨上端骨巨细胞瘤，行右腓骨上端切除外侧副韧带重建术。术后定期复查，3个月前伤口周围再次出现包块，考虑肿瘤复发。就诊我院时原有影像学资料丢失，遂复查影像学检查。X线片可见腓骨上端切除，小腿上端稍肿胀。胫骨内可见重建侧副韧带的锚钉（图28-2）。CT及MRI检查发现右腓骨

图 28-1　大腿的肌肉分布

股骨
股直肌
股外侧肌
缝匠肌
股内侧肌

图 28-2　右胫腓骨正、侧位X线片可见腓骨上端切除，小腿上端稍肿胀。胫骨内可见重建侧副韧带的锚钉

缺如处出现了肿块，基质不均匀，中心可见骨化。肿块邻近胫骨，胫前及胫后动静脉与肿物关系密切（图28-3、图28-4）。再次行切开活检，病理考虑为低度到中度恶性梭形细胞肉瘤。胸部CT未发现异常。

图28-3　CT横断面发现右腓骨缺如处出现了肿块，基质不均匀，中心可见骨化，肿块邻近胫骨，胫前及胫后动静脉与肿物关系密切

图28-4　MRI横断面

【术前设计】

根据患者的影像学检查及病理诊断，外科分期为ⅠB期。依据Enneking外科切除原则，应行广泛的切除边界。前次手术污染范围广，累及小腿各个间室，复发的肿瘤累及胫前及胫后血管束，需行大腿截肢术治疗。因原手术切口瘢痕上端达大腿中下1/3，软组织切缘应距瘢痕上端5cm以上，截骨平面在此基础上更靠上端，需行股骨中段截肢。

【手术步骤】

麻醉满意，患者仰卧位，大腿下段截肢可使用台下止血带，而大腿中上段截肢则需使用台上止血带。

1. 确定截骨平面，设计前后等长皮瓣，前后皮瓣切口交汇于大腿截骨平面处内外面的中点。皮瓣长度R= 截骨平面的周径/6.28（图28-5）。

图28-5　设计切口

2. 患者仰卧位。常规消毒铺单。止血带下操作（图28-6）。

图28-6　消毒铺单

3. 沿皮瓣标记线切开皮肤、皮下及深筋膜，结扎并切断大隐静脉（图28-7）。把此筋膜瓣向上端游离至截骨面水平，显露大腿前方股四头肌和缝匠肌（图28-8）。

图 28-7 结扎大隐静脉

图 28-8 掀起筋膜瓣

4. 切断缝匠肌（图28-9），打开收肌管，分离显露股动脉、股静脉及股神经。于截骨水平分别结扎缝扎并切断股动脉和股静脉（图28-10），切断股神经。

图 28-9 切断缝匠肌

图 28-10 双重结扎股动、静脉

5. 沿筋膜瓣回缩后水平切断股四头肌显露股骨，至截骨水平（图28-11）。

图 28-11 切断股四头肌

6. 线锯锯断股骨。骨锉修整磨平其前外方（图28-12）。

图 28-12 横断股骨

7. 沿筋膜瓣回缩后水平切断内收肌和腘绳肌。于腘绳肌下方分离出坐骨神经，注射利多卡因后于截骨水平切断并结扎坐骨神经（图28-13）。

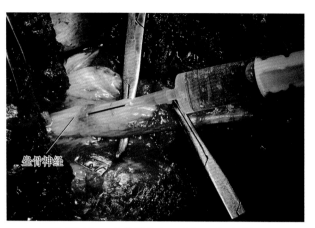

图 28-13　注射利多卡因后切断坐骨神经

8. 冲洗，松止血带后严密止血。于股骨断端钻孔。适度牵引内收肌和腘绳肌后使用缝线固定于股骨下端（图28-14）。把股四头肌与大腿后方的肌肉筋膜修整后对缘缝合（图28-15）。

图 28-14　股骨断端钻孔，固定肌肉

图 28-15　肌肉成形术

9. 缝合深筋膜、皮下及皮肤，关闭伤口，留置引流条（图28-16）。

图 28-16　缝合伤口，留置引流条

【术后影像】

见图 28-17。

图 28-17　术后 X 线片

【术后标本评估】

标本横断面显示主要神经血管束被肿瘤包裹（图28-18）。

图28-18 标本横断面

【术后处理】

1. 术后伤口应适度加压包扎，床边应放置止血带。术后24～48小时拔除引流条，术后首次换药时应注意止痛处理。

2. 术后1周更换弹力绷带加压包扎，利于残端塑形。

3. 术后7～14天可逐步开始功能锻炼，进行髋关节内收后伸。

4. 术后2周拆线。

【专家评述】

1. 大腿截肢通常用于大腿下端及膝关节以远的进展期恶性肿瘤的治疗。主要是因为肿瘤累及主要神经血管或者切除后重建困难。截肢手术仍存在囊内切除的可能，仍会存在复发的可能。术前需要仔细评估肿瘤的范围，来确定截肢的平面，保证截肢是在间室外或者反应区外进行，这样可以达到根治性或广泛性的外科边界，从而实现低的局部复发率。

2. 大腿截肢后残端要足够长，这样力臂才能足够大带动假肢。如病变位于小腿及小腿以远，则股骨截骨可在关节面上端9～10cm，截骨距离关节面太近不利于假肢的安装。而距离小粗隆以下5cm之内的截肢后安装假肢的功能与髋离断后的类似。

3. 截肢平面的确定取决于肿瘤的范围。此时需要注意肿瘤在骨内的范围及软组织的范围。如肿物在软组织内的范围高于骨内的范围，则首先确定皮肤及软组织内的切缘（距离肿物的最小距离要达到5cm），同时确定此切缘水平的大腿半径，从软组织切缘向上端移动1个半径的距离则是截骨平面。如肿物在骨内的范围高于软组织内的范围，则首先确定股骨截骨平面（距离病变髓腔5cm），同时确定截骨平面大腿的半径，从股骨截骨平面向下端移动1个半径的距离即为软组织切缘。

4. 通常皮瓣设计为前后等长，如患者既往有手术史，累及部分皮瓣，则可考虑设计前后不等长或不规则皮瓣以实现残端的覆盖。

5. 术前皮瓣设计长度要合理，避免出现过松或过紧的情况。过松，软组织肥赘，影响外观和假肢功能；过紧，容易出现软组织坏死。术后功能锻炼要及时，避免出现髋关节前屈和外展挛缩畸形。儿童患者在截肢后骨骼继续增长，可顶压局部软组织，必要时可能需要再次手术短缩股骨，在初次手术时可相对提高截骨平面。

6. 术中把内收肌和腘绳肌固定在股骨残端，有助于术后肌肉力量的恢复。但对于因为缺血性疾病而进行的截肢，最好不进行肌肉固定，以免增加残端缺血。

7. 大腿截肢后常见的并发症包括血肿、感染、伤口坏死、关节挛缩和疼痛等。彻底止血、减少伤口张力、及时的功能锻炼有助于减少前面四种并发症的发生。近期疼痛主要为伤口疼痛，而远期幻肢痛则病因不清，服用卡马西平等药物可能有助于疼痛的缓解。

8. 术后应用假肢患者可获得良好的行走功能，但由于膝关节的缺失，佩戴假肢行走时能量消耗将大大增加，对于心脏的要求也有所提高，老年患者需要格外注意。

（徐立辉 张 清）

髋关节离断术

【手术适应证】

1. 股骨恶性肿瘤，肿瘤和主要神经血管关系密切，或者化疗反应差，无保肢条件。

2. 肿瘤或反应区已达股骨中上水平，大腿截肢无法满足广泛的外科边界。

3. 肿瘤未侵犯髋关节。

【应用解剖】

1. 髋关节离断术，大部分肌肉从起/止点切断，这样可以减少出血：缝匠肌—髂前上棘；股直肌—髂前下棘；耻骨肌、长收肌、短收肌、股薄肌、大收肌—耻骨、坐骨；髂腰肌—小粗隆；股二头肌、半腱半膜肌—坐骨；臀中肌、臀小肌—大粗隆；臀大肌—股骨臀肌粗隆；外旋肌群—转子间线。

2. 闭孔动静脉从闭孔出，走行于闭孔外肌表面，切断耻骨肌、长收肌、短收肌、股薄肌后即可显露，此处切断血管及闭孔外肌时，可以靠近股骨侧，切勿从起点断闭孔外肌，防止血管回缩至盆腔，造成止血困难。

3. 坐骨神经滋养血管较粗大，应分离后单独结扎。

4. 股骨肿瘤无保肢条件，可以行大腿截肢，也可以行髋关节离断，有时只能行半骨盆截肢。截肢水平（骨和软组织）必须距肿瘤和反应区至少5cm，以此来决定截肢平面。髋关节离断切断阔筋膜张肌和臀大肌水平为大粗隆远8cm处，髂腰肌在小粗隆切断，所以肿瘤反应区必须在此水平5cm以远（图29-1）。

5. 如果肿瘤反应区已达此水平，只能选择半骨盆截肢。

图 29-1A　骨盆、髋关节前面

图 29-1B　骨盆、髋关节后面

【病例介绍】

男性，52岁，右大腿疼痛、肿胀12年，刮除术后6个月。拍摄X线片及CT检查示右股骨下端溶骨性破坏，有巨大软组织肿块，伴股骨下端病理骨折（图29-2～图29-4）。术后病理为股骨下端低度恶性骨肉瘤。查体见右股骨下端肿胀，可见静脉曲张，膝关节活动受限。由于肿瘤巨大，软组织包块已达大腿中段，行刮除术后，神经血管周围污染，无保肢条件，行髋关节离断术。

图 29-2　股骨下端低度恶性骨肉瘤，正、侧位X线片

图 29-3　股骨 CT

图 29-4　股骨下端 MRI

【术前设计】

按照 Enneking 外科切除原则，对于恶性肿瘤，应行广泛的切除边界。此病例由于肿瘤范围广泛，侵犯主要神经血管，无保肢条件，肿瘤反应区已达大腿中上段，行髋关节离断术。

【手术过程】

1. 患者麻醉后取平卧位，患臀垫高 30°。手术切口为标准的网球拍样切口：起于髂前上棘，内侧距腹股沟韧带 5cm，外侧距大粗隆 8cm，后侧距坐骨结节 5cm（图 29-5）。

2. 切开前侧皮肤、皮下、深筋膜，在腹股沟韧带下端显露股动静脉和股神经。切断股动静脉，双重结扎、缝扎，快刀切断股神经（图 29-6、图 29-7）。

图 29-6　显露股动静脉和股神经

图 29-5　髋关节离断网球拍样切口

图 29-7　切断股动静脉，双重结扎、缝扎，快刀切断股神经

3. 从髂前上棘切断缝匠肌，牵向下端，至小粗隆水平（图 29-8）。

图 29-8 从起点切断缝匠肌

4. 从髂前下棘切断股直肌直头，显露前关节囊（图 29-9）。

图 29-9 从起点切断股直肌直头

5. 切开内侧皮肤、皮下、深筋膜。在起点依次切断附丽于耻骨的耻骨肌、长收肌、短收肌、股薄肌、大收肌。切断闭孔动静脉、结扎。切断闭孔神经。经肌腹切断闭孔外肌（图 29-10 ~ 图 29-13）。

图 29-10 从起点切断耻骨肌

图 29-11 显露闭孔动、静脉和神经

图 29-12 从起点切断长收肌

图 29-13　从起点依次切断长收肌、短收肌、大收肌、股薄肌

6. 切开外侧皮肤、皮下、深筋膜，在皮瓣回缩水平切断阔筋膜张肌。向上端分离阔筋膜张肌显露大粗隆，从大粗隆切断臀中肌，切断外旋肌（图 29-14、图 29-15）。

图 29-14　切断阔筋膜张肌、臀大肌后，显露大粗隆

图 29-15　从止点切断臀中肌

7. 切开后侧皮肤、皮下，向上端显露坐骨结节，从坐骨断股二头肌和半腱半膜肌。结扎坐骨神经滋养血管，快刀切断坐骨神经（图 29-16、图 29-17）。

图 29-16　结扎坐骨神经滋养血管、快刀切断

图 29-17　从起点切断股二头肌、半腱半膜肌

8. 从小粗隆切断髂腰肌后，切开关节囊、圆韧带，离断肢体。彻底止血（图 29-18）。

图 29-18 切开关节囊，切断圆韧带

关节囊
髋臼
股骨头

9. 将阔筋膜张肌、髂腰肌和外旋肌、闭孔外肌以及关节囊缝合，消灭髋臼周围空腔，放负压引流管后，逐层缝合（图 29-19、图 29-20）。

髂腰肌

闭孔外肌

图 29-19 将阔筋膜张肌、髂腰肌、外旋肌、闭孔外肌缝合，消灭髋臼处空腔

图 29-20 放负压引流管后逐层缝合

【术后标本评估】
术后切除标本纵向剖开，确认是否达到安全的外科边界（图 29-21）。

肿瘤上界

肿瘤

图 29-21 术后标本剖面

【术后处理】

1. 术后常规抗生素预防感染，引流液计量，24 小时小于 20ml 后拔除引流管，平卧至少 1 周。

2. 2 周后拆线。

【专家点评】

1. 髋关节离断的主要适应证是股骨恶性肿瘤，肿瘤侵犯主要神经血管，或者化疗反应差，无保肢条件。截肢平面的选择，取决于肿瘤（包括肿瘤反应区）的上界。恶性肿瘤要求广泛以上的外科边界，所以截肢处（包括骨和软组织）距肿瘤上界至少 5cm。髋关节离断标准切口为网球拍样切口：起于髂前上棘，内侧距腹股沟韧带 5cm，外侧距大粗隆 8cm，后侧距坐骨结节 5cm。切断阔筋膜张肌和臀大肌水平为大粗隆远 5cm 处，髂腰肌在小粗隆切断，所以肿瘤反应区必须在此水平 5cm 以远。如果肿瘤或反应区已距此少于 5cm，则应选择半骨盆截肢。

2. 手术切口起点从髂前上棘向内移 1cm，可以避免术后髂前上棘顶皮肤切口，引起疼痛。闭孔外肌经肌腹切断，防止闭孔血管回缩，造成止血困难。其他肌肉从起止点切断，术中出血少。

3. 髋关节离断后髋臼用残留的髂腰肌、闭孔外肌、外旋肌群等填塞，术后引流彻底，防止血肿、感染。

（鱼　锋　张　清）

30 常规半骨盆截肢术

【手术适应证】

1. 骨盆骨原发或软组织恶性肿瘤，范围较广无法行局部切除或行局部切除后无法达到广泛的外科边界者。

2. 有些病例虽然行半骨盆截肢和内半骨盆切除可获得基本相同的外科边界，但前者在手术安全性及外科边界获得方面都较后者更易达到。

3. 股骨上端肿瘤，范围广泛或血管神经受侵，需行截肢但髋关节离断不能达到广泛的外科边界者。

4. 因肿瘤侵犯或原手术入路污染，皮肤软组织覆盖困难，难以完成保肢手术者。

5. 髋关节受累的巨大肉瘤。

6. 股骨上端病理性骨折，造成广泛的局部污染。

【应用解剖】

1. 骨盆环由双侧的髋骨和骶骨通过耻骨联合和双侧的骶髂关节所组成。髂骨内侧有髂肌覆盖，外侧有臀肌覆盖，对骨的原发肿瘤起到屏障作用，从而能达到广泛的外科边界。

2. 臀上血管和组成坐骨神经的腰骶干紧贴骶髂关节前缘通过，供应臀大肌和臀中肌的血液。

3. 由于臀上和臀下血管均起自髂内血管，当行半骨盆截肢术时，结扎了髂总血管，应切除臀大肌，而只掀起筋膜瓣；当结扎髂外血管而保留髂内血管时，可掀起臀大肌肌皮瓣（图 30-1）。

图 30-1A　髂总血管分出髂内血管和髂外血管，髂内血管再分出臀上、臀下等血管

图 30-1B　臀部后侧解剖图，臀上血管出梨状肌上孔，供应臀大肌及臀中肌

【病例介绍】

女性，20岁，右髋部滑膜肉瘤术后87个月，再次发现局部肿块入院。患者于2003年3月出现右髋部疼痛，活动受限，夜间痛明显，曾在当地医院行局部切除术，术后病理报告为：滑膜肉瘤。术后给予多柔比星和顺铂化疗6次，并行局部放疗。2004年6月再次复发，又在当地行局部切除术。术后再给予多柔比星和顺铂化疗6次。2009年12月因局部复发再次行局部切除术，术后多柔比星和顺铂化疗3次。至2010年3月，胸部CT示：双肺多发性小结节。之后行异环磷酰胺、吉西他滨化疗7次。2010年12月胸部CT示：左肺单发小结节；右髋关节处又出现局部包块。门诊以右髋部滑膜肉瘤术后复发收入院。入院后给予各项术前影像学检查，影像学示：肿瘤与股血管关系紧密（图30-2）。

图30-2　肿物与股血管关系密切，血管被肿块包绕

【术前设计】

由于患者肿瘤多次局部复发，且这次肿瘤复发与股血管关系密切，非截肢不能达到广泛的切除边界。因肿瘤接近髋关节，只有半骨盆截肢术才能达到广泛的切除边界。因此决定行后侧皮瓣的半骨盆截肢术（图30-3）。

图30-3　半骨盆截肢的切除范围

【手术过程】

1. 患者健侧卧位，可以向前后摇摆。切口分三个部分：（1）髂腹股沟切口（图30-4），（2）后侧切口（图30-5），（3）会阴部切口（图30-6）。

图30-4　髂腹股沟切口

图30-5　后侧切口

图30-6　会阴部切口

2. 髂腹股沟入路，切开皮肤、皮下组织，显露出腹外斜肌腱膜（图 30-7）。

5. 显露出股神经，给予切断（图 30-10）。

图 30-7 显露出腹外斜肌腱膜

图 30-10 显露股神经

3. 切开腹肌，显露出腹膜外间隙（图 30-8）。

6. 显露腰大肌，并切断（图 30-11）。

图 30-8 显露出腹膜外间隙

图 30-11 切断腰大肌

4. 显露出髂外血管，给予双重结扎缝扎后切断（图 30-9）。

7. 沿耻坐骨支切开会阴部肌肉（图 30-12）。

图 30-9 显露出髂外血管

图 30-12 切开会阴部肌肉

8. 显露出耻骨联合，在保护好尿道等会阴部组织的前提下，切断耻骨联合（图 30-13）。

图 30-13　切断耻骨联合

9. 后侧切口，切开皮肤、皮下组织，显露出深筋膜（图 30-14）。

图 30-14　显露出深筋膜

10. 掀起臀大肌肌皮瓣（图 30-15）。

图 30-15　掀起的臀大肌肌皮瓣

11. 切断起自髂骨的臀中肌，显露出坐骨神经，切断（图 30-16）。

图 30-16　显露出坐骨神经

12. 显露出梨状肌，在中间切断（图 30-17）。

图 30-17　切断梨状肌

13. 沿坐骨大切迹，套入线锯，切断髂骨（图 30-18）。

图 30-18　切断髂骨

14. 离断整个肢体（图 30-19）。

图 30-19　肢体离断后的残端

15. 止血，冲洗伤口，清点器械、敷料无误后，放置引流管，逐层关闭伤口（图 30-20）。

图 30-20　臀大肌皮瓣覆盖伤口

【术后影像】

术后 X 线片（图 30-21）。

图 30-21　髂骨以下的整个肢体被切除

【术后标本评估】

通过评判截肢标本的各个面及剖面，评判手术是否达到了广泛切除的边界（图 30-22）。

图 30-22A　截肢断面的前侧观

图 30-22B　截肢断面的后侧观

图 30-22C　截肢断面的内侧观

图 30-22D　截肢断面的外侧观

图 30-22E　肿瘤的纵剖面

图 30-22F　横切面示：肿瘤与股血管及股神经的关系

【术后处理】

1. 术中放置引流管 1～2 根，等伤口日引流量小于 20ml 时，拔出伤口引流管。术后应用抗生素 7～10 天。

2. 半骨盆截肢对患者造成巨大的精神创伤，因此术前和术后的心理疏导工作很重要，有条件的医院可让心理医生参与进来。

3. 术后 6～8 周患者可以装配义肢，半骨盆截肢的患者佩戴义肢可以行走。

【专家点评】

1. 后侧皮瓣的半骨盆截肢术按髂骨截骨的不同位置可分为三种：第一，标准的半骨盆截肢术，即通过耻骨联合和骶髂关节。第二，改良的半骨盆截肢术，即通过耻骨联合和髂骨翼。第三，扩大的半骨盆截肢术，即通过耻骨联合和骶骨翼的截肢术（图 30-23）。

标准半骨盆截肢
改良半骨盆截肢
扩大半骨盆截肢

图 30-23　三种半骨盆截肢术各自不同的截骨平面

2. 后侧皮瓣的半骨盆截肢术是用臀大肌肌皮瓣来覆盖伤口。臀大肌的血液供应由臀上血管和臀下血管供应。半骨盆截肢术时结扎了髂外血管，而保留了髂内血管，这样臀大肌的血液供应充分，可保留臀大肌。当结扎的血管在髂总血管时，臀大肌的血液供应受到影响，可能会发生坏死。因此当结扎髂总血管时，最好用臀部的筋膜瓣来覆盖伤口。

3. 会阴部切口应在内收肌与坐骨会阴部肌肉之间进入，沿耻骨下支到坐骨结节，不要误入内收肌内，也不要误入会阴部肌肉内，否则会引起出血。

4. 尿道和前列腺部的静脉迂曲扩张，血液供应丰富，当静脉丛破裂时，会引起大出血，在止血时一定要缝扎止血。

5. 男性患者行半骨盆截肢可能会引起性功能障碍，原因很复杂。为减少这种并发症，应在骶神经发出阴部神经后截断骶神经，并给予患者心理辅导。

（杨发军　丁　易）

图 30-22E　肿瘤的纵剖面

（此处图内标注：股神经、股动脉、股静脉、坐骨神经）

前侧皮瓣半骨盆截肢术

【手术适应证】

1. 臀部较大软组织恶性肿瘤侵犯皮肤、皮下或反应区到达皮下。

2. 髂骨及髋臼恶性肿瘤在臀部有较大软组织包块侵及皮肤、皮下。

3. 臀部或髋部恶性肿瘤复发需行半骨盆截肢，原手术切口污染臀部软组织，使得常规后侧皮瓣无法取得。

4. 臀部皮肤软组织因放疗等原因无法做常规后侧皮瓣使用。

5. 前侧皮瓣半骨盆截肢术的必要条件是骨盆前方髂血管至股血管及前方骨盆、大腿软组织未受侵。

【应用解剖】

1. 臀部是恶性肿瘤好发部位，常见为臀部软组织肉瘤和生长于髂骨外板的骨恶性肿瘤。该部位隐匿，症状出现较晚，常在肿瘤生长较大后才被发现。

2. 当肿瘤向后方生长较大时，可穿过臀大肌侵及皮下甚至皮肤。根据 Enneking 原则，为达到广泛切除，需"牺牲"臀后部所有软组织。此时需要用很大的、血运充分的皮瓣或肌皮瓣进行覆盖。

3. 股四头肌体积大而长，股动静脉束运行其间，将其连同皮肤向后翻转恰能覆盖整个臀后部。但其必要条件是在髂总、髂外和股血管这一血管通路上，均未受到肿瘤侵犯（图 31-1）。

4. 臀后侧软组织血供主要来自于髂内血管，在盆腔内分离时可先结扎切断髂内血管，以减少后方操作时出血。

5. 髂骨肿瘤当软组织包块较大时，常常会超过坐骨大切迹占据坐骨大孔，甚至于包过骶髂关节达到骶骨边缘区域。此时在该区域截骨时，应充分显露骶髂关节及骶骨前后区域，从骶骨区截

髂总、髂外向下延续为股血管

图 31-1 髂总、髂外和股血管血管通路及大腿肌肉

骨（建议截骨线选在骶前孔的稍外方），这样可完整切除肿瘤而不至于造成骶髂关节处肿瘤破损。

【病例介绍】

男性，30 岁，主因"左髂骨软骨肉瘤术后两次复发，臀部巨大软组织肿块"，门诊以"左髂骨软骨肉瘤术后复发"收入院。患者 5 年前因左臀部肿物当地医院影像检查为髂骨肿瘤（图 31-2），在当地医院行肿瘤局部切除（未广泛切除髂骨），术后病理为软骨肉瘤 I 级。3 年前，患者因肿瘤局部复发（图 31-3），再次于当地医院行肿瘤局部切除（仍未广泛切除），术后病理仍为软骨肉瘤 I 级。此病理经我院病理科会诊为：软骨肉瘤 II 级。

患者本次入院 1 年前，局部肿物再次复发并逐渐长大，至入院前左臀部已隆起巨大包块，明显疼痛，髋关节活动严重受限。当地医院拍 X 线片及 CT 检查后，考虑为"髂骨肿瘤复发伴巨大软组织肿块"，转来我院门诊收入院。

图 31-2A　患者初次手术前 X 线片，显示左髂骨肿瘤，内有大片状钙化骨化影

图 31-3B　初次手术未行广泛切除，术后复发，二次手术前 CT 片

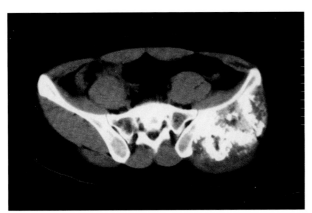

图 31-2B　患者初次手术前 CT，显示自髂骨外板向臀肌内生长较大肿块，内有大片状钙化骨化影

入院查体：患者拄单拐跛行，左侧股四头肌明显萎缩。左侧臀部明显肿胀，皮下可触及质硬巨大软组织肿块，边界不清，压痛明显。肿块表面皮肤颜色发红，无破溃及静脉曲张，臀后侧皮肤两条原手术瘢痕（图 31-4）。左髋关节各向活动均受限。

图 31-4　本次治疗前体位像，臀部巨大肿块，臀后部两条原手术通道瘢痕

图 31-3A　初次手术未行广泛切除，术后复发，二次手术前 X 线片

影像所见：骨盆 X 线片示左髂骨上部原手术后部分缺损，髂骨及髋臼外侧溶骨性破坏，破坏区边界不清，质地不均匀。髂骨、髋臼及股骨上端外侧巨大软组织肿块影，内有大片状钙化。CT、MRI 可见：髂骨外板皮质异常增厚及破坏，软组织肿块包裹整个髂骨、髋臼、髋关节囊及股骨大转子外侧。少部分肿块绕过坐骨大切迹进入骨盆内。肿块已达深筋膜下，内有散在大量钙化影。

MRI 示髂骨和髋臼信号异常（图 31-5）。

图 31-5A　本次术前 X 线片

图 31-5B　本次术前 CT 片

图 31-5C　本次术前 MRI

　　患者全身骨扫描除左髂骨、髋臼区域放射性浓聚外，其余各骨未见异常。

　　患者无特殊相关病史，常规全身查体未见明显异常。常规化验未见异常，红细胞沉降率、CRP

正常，碱性磷酸酶正常。

【术前设计】

　　经临床、影像、组织学三结合讨论考虑为：髂骨软骨肉瘤诊断明确，且为两次术后复发。因肿瘤巨大，软组织肿块已侵及并包绕髋关节和股骨大转子，部分肿瘤从坐骨大切迹进入骨盆，髂骨外侧软组织肿块突破臀肌范围达到深筋膜，其反应区已至皮下，臀后部皮肤有两道原手术切口。为将肿瘤切除范围达到广泛的外科边界，故切除肿瘤同时应做到：（1）肿瘤连同臀后部皮肤一并切除。（2）经骶骨截骨，将骶髂关节一并切除。考虑到骨盆内软组织肿块较小，髂总动静脉直至股动静脉周围均无肿瘤侵及，遂考虑行半骨盆截肢术的同时，用大腿前方带股血管束的四头肌肌皮瓣，覆盖臀后部的皮肤软组织缺损区，即所谓前侧皮瓣半骨盆截肢术（图 31-6）。

图 31-6A　切除范围

图 31-6B　切除范围

【手术过程】

（注：手术过程图片部分取自其他同类手术患者资料。）

1. 手术在气管插管全身麻醉下进行。患者侧卧位，消毒范围上界达乳头水平，包括躯干及骨盆的腹背侧、会阴部及整个患侧下肢。

2. 前方切口沿髂嵴向下至髂前上棘，转向大腿外侧至髌上囊上缘水平横过前方至大腿内侧，沿内侧中线向上至大腿根部，绕过会阴、肛门至臀后正中旁。后方切口绕过髂后上棘至骶后正中，向下并与绕至臀后的前方切口相连（图31-7）。

图31-8　显露腹膜后结构，游离髂外动静脉至腹股沟水平

4. 从髂前上棘向下，切开阔筋膜，从股外侧肌后缘游离至股骨干，横过髌上囊上缘切断股四头肌，在大腿内侧从骨薄肌后缘向深部游离，从股血管神经束的深方游离经股内侧肌后缘至股骨干（图31-9）。

图31-7A　手术切口前方显示

图31-9　从髂前上棘至大腿外侧切开股四头肌肌皮瓣外缘

5. 下端水平股骨内后侧结扎切断股动静脉（图31-10），结扎股深血管束后，整体掀起大腿前方股四头肌为主的、股动静脉为血管蒂的肌皮瓣直至腹股沟水平（图31-11）。

图31-7B　手术切口后方显示

3. 首先切开骨盆处前方切口，切开腹壁肌肉并将腹膜推向对侧，显露腹膜后结构。结扎切断髂内动静脉，游离髂外动静脉至腹股沟水平，骶髂关节水平切断腰大肌和前方组成股神经的神经根（图31-8，此图为其他手术显露该部位时的照片）。

图31-10　下端水平股骨内后侧结扎切断股动静脉

图 31-11 整体掀起大腿前方股四头肌为主的、股动静脉为血管蒂的肌皮瓣

图 31-14 臀后显露骶骨后部

6. 皮瓣下方游离耻骨联合及耻骨支，盆内结扎切断闭孔血管神经束，切开耻骨联合（图 31-12）。

8. 盆内切断骶结节韧带、闭孔内肌、盆底肌肉和其他相连组织，取下半骨盆及下肢（图 31-15）。骨蜡封闭骶骨松质骨断面（图 31-16）。

图 31-12 游离耻骨联合及耻骨支，盆内结扎切断闭孔血管神经束，切开耻骨联合

图 31-15 切除的半骨盆及下肢

7. 臀后部游离骶棘肌显露患侧骶骨后部，切断骶棘韧带和梨状肌，游离开骶前组织，结扎处理臀上、下血管束，套入钢丝锯从骶前孔外侧水平截断骶骨（图 31-13、图 31-14）。

图 31-16 截肢残端及股四头肌肌皮瓣

9. 止血后用前方股四头肌皮瓣包裹覆盖后方缺损区，放置引流后逐层缝合伤口（图 31-17）。切除肿瘤组织送病理，病理回报为：软骨肉瘤 II 级。

图 31-13 臀后部切口及显露

图 31-17　前方股四头肌皮瓣包裹覆盖后方缺损区

【术后影像】

见图 31-18。

图 31-18　术后 X 线片

【术后标本评估】

术后切除标本经福尔马林固定后，从外观和各向剖面，确认是否达到术前计划的外科边界（图 31-19）。

图 31-19A　标本剖面

图 31-19B　标本剖面

【术后处理】

1. 术后放置引流管 1～2 根充分引流，待全天（24 小时）引流量少于 20ml 时拔除。

2. 保持会阴部清洁，抗生素使用 1 周以上，2 周愈合拆线，绝对卧床至软组织愈合后下地活动。

3. 每 3 个月定期复查，复查应包括：骨盆 X 线片、骨盆增强 CT、软组织 B 超、肺部 CT，以排除局部复发和肺转移。

【专家点评】

1. 半骨盆截肢术是治疗骨盆和股骨上端恶性肿瘤的常用手术方法。手术分为两种方式，一为常规做法，或称后侧皮瓣覆盖法，即用臀后侧的整体臀大肌皮瓣（或整体臀部皮瓣）覆盖创面。另一种方法应用较少，当各种原因造成臀大肌皮瓣（或整体臀部皮瓣）无法使用，且前方髂血管至股血管及前方骨盆、大腿软组织未受侵时，应用前方带股血管蒂的股四头肌肌皮瓣覆盖臀后部创面，即所谓前侧皮瓣半骨盆截肢术。

2. 当肿瘤侵犯臀部皮肤、皮下或反应区到达皮下，原手术切口污染臀部软组织，或臀部皮肤因放疗等原因无法做后侧皮瓣使用时，应用前侧皮瓣半骨盆截肢显然更易取得好的外科边界。另外，当肿瘤侵及骶髂部时，切除臀后部组织更便于显露及操作。有时肿瘤超过坐骨大切迹占据坐骨大孔，切除肿瘤时可能会影响到臀后皮瓣血运，此时前侧皮瓣更为有利。

3. 股四头肌肌皮瓣取至髌骨上缘水平，此皮瓣翻转至臀后部，可覆盖至髂骨翼最上端甚至更高，肌皮瓣不宜牵拉过紧，以免影响血运。手术时，应先翻起股四头肌肌皮瓣并游离至腹股沟韧带及耻骨联合以上水平，再行耻骨联合的游离和切开以及坐骨支的剥离，便于操作。当后侧切口切至肛门周围时，应离开肛门 3cm 以上，以减少术后污染和便于保护肛门括约肌。

4. 适应证情况下，前侧皮瓣覆盖较常规后侧半骨盆截肢更便于操作和覆盖，便于获得更好的外科边界。

（郝　林）

32 肘关节离断术

【手术适应证】

1. 前臂截肢不能达到广泛切除边界的手、腕部恶性肿瘤及前臂下端恶性肿瘤。

2. 肿瘤累及前臂主要神经、血管，手术中无法分离或无法重建。

3. 前臂肿瘤巨大，切除后残留组织无法直接覆盖伤口，也无法通过软组织转移获得良好的覆盖。

【应用解剖】

1. 肘关节离断需要截断的血管神经包括：肱动静脉、正中神经、尺神经、桡神经。需要截断及为了覆盖残端而涉及的肌肉包括：肱三头肌、肱二头肌、肱肌、肱桡肌、桡侧腕长伸肌、桡侧腕短伸肌和起自肱骨内上髁的前臂屈肌总腱（图32-1）。

2. 肘关节离断后肱骨下端的膨大部分可以给假肢的容纳提供良好的把持条件。

3. 肘关节离断后肱骨下端的膨大部分可以把肱骨的旋转传递到假肢。

【病例介绍】

女性，47岁，因发现右腕部软组织肿物4年，反复手术，术后多次复发入院。患者4年前无明显诱因发现右腕部软组织肿物，约2cm×2cm，有压痛，不影响活动。3年前，在当地医院就诊，行手术切除，术后诊断为：恶性肿瘤。未进行进一步治疗。1年前发现肿瘤复发，再次于当地医院行切除术。半年前患者再次发现右前臂肿物复发。为进一步治疗入院。入院后行常规检查，肺CT正常，全身PET-CT显示除右前臂外其余未见异常。CT、MRI显示右前臂肿瘤复发（图32-2）。入院后对患者前2次手术术后病理切片进行会诊明确诊断为：滑膜肉瘤。

图 32-1　肘关节周围解剖图

图 32-2A　前臂软组织肉瘤。X线正位平片，骨质无明显破坏

图 32-2B　MRI 显示肿瘤范围较长

【术前设计】

按照 Enneking 外科切除原则，对于软组织恶性肿瘤，应行广泛切除。此病例患者右前臂软组织肿瘤，多次术后复发，病理诊断明确为滑膜肉瘤。对此患者应行广泛切除。MRI 显示病变距离肘关节 8cm，此距离不适于行前臂截肢，决定行肘关节离断术。

【手术过程】

1. 皮瓣的设计：前后等长皮瓣。皮瓣上端位于肱骨内外髁。后侧皮瓣下端位于尺骨鹰嘴下端2.5cm；前侧皮瓣下端位于肱二头肌肌腱止点下端。

图 32-3　广泛切除范围模式图

2. 患者臂丛神经麻醉满意后，平卧位，患肢外展位，上臂根部止气囊止血带控制出血（图32-4）。

图 32-4　手术体位

3. 按术前设计切口切开皮肤、皮下、深筋膜，结扎头静脉。从深筋膜深层分离，将前、后侧皮瓣向上端翻开至肱骨髁水平以上（图 32-5）。

图 32-5　翻开皮瓣

4. 分离切断肱二头肌腱膜。从肱骨内上髁切断前臂屈肌总腱起点，向下翻开（图 32-6）。

图 32-6　显露前臂屈肌总腱

5. 显露肱二头肌内侧的血管神经束，在肘关节上端分离切断并双重结扎缝扎肱动静脉。切断并结扎正中神经（图 32-7）。

图 32-7　显露血管神经束

6. 在肱骨内上髁后侧尺神经沟内找到尺神经，切断并结扎（图 32-8）。

图 32-8　显露尺神经

7. 分离找到肱二头肌在桡骨上的止点，将其切断并向上翻开（图 32-9）。

图 32-9　显露肱二头肌止点

8. 找到肱肌在尺骨粗隆的止点，将其切断并向上翻开（图 32-10）。

图 32-10　显露肱肌止点

9. 在肱肌和肱桡肌间找到桡神经，从肘关节上端切断并结扎桡神经（图 32-11）。

图 32-11　显露桡神经

10. 距离关节面 6.3cm，横行切断桡侧腕长伸肌、桡侧腕短伸肌、肱桡肌（图 32-12）。

图 32-12　处理肌肉

11. 从后侧切断肱三头肌在尺骨鹰嘴的止点。切断后关节囊（图 32-13）。

图 32-13 显露肱三头肌止点

12. 切断前关节囊，离断肢体，松止血带止血（图 32-14）。

图 32-14 离断肢体

13. 将肱三头肌腱与肱二头肌腱与肱肌腱缝合（图 32-15）。

图 32-15 肌肉固定

14. 将遗留在肱骨外上髁的伸肌与内上髁的屈肌腱残端缝合，覆盖肱骨残端（图 32-16）。

图 32-16 覆盖残端

15. 置入伤口负压引流管。缝合皮下、皮肤（图 32-17）。

图 32-17 关闭伤口

【术后影像】
见图 32-18。

图 32-18 术后正位 X 线片

【术后标本评估】

术后切除标本前、后面观察，断端无肿瘤（图 32-19）。

图 32-19A　术后标本前面观

图 32-19B　术后标本后面观

【术后处理】

1. 术后放置负压引流管 1 根，待全天（24 小时）引流量少于 20ml 时拔除。术后应用抗生素 7 ~ 10 天。术后卧床 10 ~ 14 日。术后 2 周拆线。

2. 需要术后化疗的患者，如化验检查无异常，可从术后 2 周（伤口愈合拆线后）开始化疗。如伤口延迟愈合，一般应等到伤口愈合后再开始化疗，因为化疗对于伤口愈合有一定影响。

【专家点评】

1. 手术治疗恶性骨与软组织恶性肿瘤，需要达到广泛切除外科边界，一般截肢手术设计时切口距离肿瘤 5cm。因此肘关节离断一般用于前臂中部以下的恶性肿瘤治疗。如果可以保留肘关节，肘关节离断是理想的截肢部位。目前肘关节离断假肢采用侧方铰链的设计，由于肱骨内外髁部的膨隆、宽大，有利于假肢的悬吊及将旋转等控制力有效传递到下端。而肘关节以上截肢，肱骨的旋转通过假肢肘关节旋转盘来完成，不能直接传递到假肢，控制能力较差。

2. 目前对于截肢手术，为保证残端良好的功能，一般采用肌肉固定术、肌肉成形术等方法，使肌肉重新获得附着点，维持肌张力，使其能够发挥原有的功能。肘关节离断是将肱三头肌腱与肱二头肌腱、肱肌残端缝合，维持前后组肌肉张力平衡，并将肱骨内上髁残留屈肌断端与肱骨外髁部的伸肌群肌膜相缝合，覆盖肱骨下端，适合现代全面接触和全面承重式假肢接受腔的装配。

（李　远　牛晓辉）

33 上臂截肢术

【手术适应证】

1. 前臂及肘关节恶性肿瘤。

2. 肿瘤累及前臂或肘关节的主要神经、血管，手术中无法分离或无法重建。

3. 肿瘤巨大，切除后残留组织无法直接覆盖伤口，也无法通过软组织转移获得良好的覆盖。

【应用解剖】

1. 上臂截肢需要切断的主要肌肉包括：前群的肱二头肌、喙肱肌、肱肌，后群的肱三头肌。

2. 上臂截肢需要切断的血管为：皮下的头静脉、贵要静脉，深层的肱动静脉。

3. 上臂截肢需要切断的神经为：正中神经、尺神经、桡神经和肌皮神经。

4. 上臂截肢后后群肱三头肌肌腹较大，能够提供较好的覆盖，因此一般使用肱三头肌翻转后覆盖肱骨残端（图 33-1）。

图 33-1　上臂解剖示意图

【病例介绍】

女性，74 岁。主因发现右肘部肿物 3 个月入院。患者自 3 个月前无明显诱因发现右肘部肿胀，疼痛，活动受限。未治疗。症状逐渐加重。1 个月前在当地医院行影像学检查，发现右肱骨下端病变。为进一步治疗入院。患者 X 线片显示右

肱骨下端溶骨性破坏，病变内密度不均，有钙化，骨皮质破坏，可见骨膜反应及软组织肿块。CT、MRI 可显示病变范围（图 33-2 ~ 图 33-4）。患者入

图 33-2　正、侧位 X 线片示肱骨下端软骨肉瘤

图 33-3　CT 显示肿瘤范围及与周围结构关系

图 33-4　MRI 显示肿瘤范围及与周围结构关系

院后行穿刺活检，病理报告为：软骨肉瘤。患者及家属要求截肢治疗。

【术前设计】

按照 Enneking 外科切除原则，对于恶性肿瘤应行广泛切除，切口部分应在反应区外的正常组织中进行。一般根据术前影像学检查确定肿瘤范围，切口最下端需要距离肿瘤 5cm。截骨平面距离皮瓣最下端，为截骨处上臂直径的一半（约周长的 1/6）。

【手术过程】

1. 切口一般采用前后等长皮瓣。根据术前影像学检查确定手术切口最下端，距离肿瘤 5cm 以上。截骨平面距离皮瓣最下端，为截骨处上臂直径的一半（约周长的 1/6）。在上臂截骨平面内外侧对称部位标记，画出前后等长皮瓣（图 33-5）。

图 33-5　手术切口

2. 患者平卧位，上臂外展位。沿前侧切口切开皮肤、皮下，分离并结扎贵要静脉和头静脉（图 33-6）。

图 33-6　浅层切开

215

3. 切开深筋膜，从深筋膜深层向上分离，翻开皮瓣至截骨水平（图33-7）。

图33-7　翻开皮瓣

4. 在肱二头肌内侧分离显露肱动静脉、正中神经和尺神经（图33-8）。

图33-8　外侧分离

5. 分别将血管神经切断并结扎。于切口下端切断肱二头肌、喙肱肌，外侧切断肱肌及部分三角肌止点（因本病例截肢平面较高，上端有部分三角肌止点需要切断）。将切断肌肉向上翻开，显露肱骨截骨部位（图33-9）。

图33-9　显露截骨部位

6. 沿着后侧皮瓣下端切断肱三头肌，向上端翻开，显露桡神经（图33-10）。

图33-10　显露桡神经

7. 切断并结扎桡神经及伴行血管。切开后侧骨膜显露肱骨。用线锯从术前确定截骨平面切断肱骨。离断肢体（图33-11）。

图33-11　截断肱骨，离断肢体

8. 为将肌肉固定于肱骨残端，在肱骨残端打孔（图33-12）。

图33-12　肱骨残端打孔

9. 将肱三头肌与前侧肱肌、肱二头肌、喙肱肌缝合，并固定于肱骨残端（图33-13）。

图33-13　缝合肌肉并固定于肱骨残端

10. 缝合皮下组织及皮肤，置入引流条（图33-14）。

图33-14　缝合伤口放置引流条

【术后影像】

见图33-15。

图33-15　术后X线片

【术后标本评估】

术后切除标本纵向剖开，观察肿瘤与周围正常组织关系，确认是否达到术前计划的外科边界。本患者术后标本显示，肿瘤边缘距离切口都在5cm以上。

图33-16　标本剖面

【术后处理】

1. 术后放置引流条4～6根，术后24小时拔除引流。拔除引流后用弹力绷带轻轻加压包扎患肢末端，并使其塑形成圆锥状。术后卧床2周。2周后下地正常活动。

2. 术后患者应长期随诊，局部进行B超和X线检查，明确是否有肿瘤复发，全身需要按照肿瘤学要求，检查是否有转移灶存在。

【专家点评】

1. 上臂截肢术除应用于前臂、肘关节等部位肿瘤的治疗，也可以用于创伤、感染、周围血管疾病等疾病的治疗。上臂截肢术后患者如安装假肢需要配备肘关节扣锁装置和肘部转盘，为了保证安装假肢后双上肢长度相等，截肢部位最下端至少距离肘关节3.8cm。上臂截肢平面如果位于腋窝水平以上，其功能与肩关节离断相同。因此，常规上臂截肢平面位于肘关节上3.8cm以上至腋窝水平以下。对于因肿瘤截肢患者，必须考虑安全的外科边界，一般皮瓣边缘距离肿瘤需要至少5cm。

（李　远　牛晓辉）

34 肩胛带离断术

【手术适应证】

1. 肱骨上端或肩胛骨的骨肉瘤、软骨肉瘤以及其他高度恶性骨肿瘤，累及臂丛神经和主要血管，无法行局部切除，或新辅助化疗无效、疾病进展，或合并病理骨折。

2. 肩胛部或腋窝部软组织肉瘤，累及臂丛神经和主要血管。

3. 骨或软组织肉瘤，行保肢手术失败并复发。

4. 某些肩胛带放疗后肉瘤。

5. 姑息性截肢，如肿瘤局部感染、出血等。

【应用解剖】

1. 肩胛骨与躯干之间依靠斜方肌（锁骨肩峰端、肩峰和肩胛冈），肩胛提肌（肩胛骨上角），大、小菱形肌（肩胛骨脊柱缘），前锯肌（肩胛骨脊柱缘）连接，肱骨与躯干之间则依靠背阔肌（肱骨小结节嵴）、胸大肌（肱骨大结节嵴）、胸小肌（喙突）相连，因此在行肩胛带离断术时，上述肌肉均需被切断（图34-1、图34-2）。

2. 臂丛神经自斜角肌间隙走出后，位于锁骨下动脉及腋动脉上后外方，锁骨下及腋血管神经

斜方肌

背阔肌

肩胛提肌

肩胛冈

大、小菱形肌

肩胛骨脊柱缘

肩胛下角

图34-1　背面与肩胛骨相连的肌肉示意图

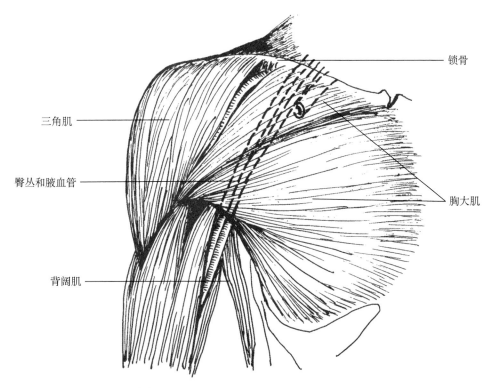

图 34-2　腋血管、臂丛与锁骨和胸大肌的关系示意图

束经过锁骨中份和锁骨下肌后方而向下外走行，肩胛带离断术需于锁骨内中 1/3 交界处之后方处理血管神经，故需截断锁骨方可显露臂丛神经和锁骨下血管（图 34-2）。

【病例介绍】

男性，52 岁，主因"右肩疼痛 4 个月，加重伴活动受限、发现包块、肿胀 1 个月"入院。右肩部增强 CT 及 MRI 示：右肩背部深筋膜深层巨大软组织肿块，边界不清，侵及三角肌、肩袖诸肌及肱骨上端，另外于腋窝部可见软组织肿块，与腋血管、臂丛神经关系密切（图 34-3、图 34-4）。术前穿刺活检病理示恶性纤维组织细胞瘤。

图 34-3　术前增强 CT 软组织强化窗

图 34-4 术前 MRI T1 加权、T2 抑脂像

【术前设计】

1. 肩胛带离断术为常规截肢手术的一种，其主要内容为切口设计，即手术切口可分为前、后两部分。后侧切口起自锁骨中内 1/3 交界处，向外侧绕肩峰、向远侧弧线向外至肩胛下角水平再转向内侧。穿刺活检道应被一并切除。前侧切口亦起自锁骨中内 1/3 交界处，向外至三角肌胸大肌间沟，再向远侧弧线向外经腋窝远侧至肩胛下角水平，与后侧切口汇合。

2. 该患者腋窝部可触及软组织肿物，与肿瘤主体并不相连，应在切除腋窝内容物时与肩胛带整体去除。

【手术过程】

1. 患者行全身麻醉后，取健侧卧位，患侧在上，消毒范围包括整个上肢，前侧至前中线，后侧超过后中线，近侧至耳下之颈项部，远侧至肋弓水平。手术切口分前、后两部分（图 34-5）。

图 34-5 手术体位及切口

2. 后侧切口起自锁骨中内 1/3 交界处，向外侧绕肩峰、向远侧弧线向外至肩胛下角水平再转向内侧（图 34-6）。

图 34-6 后侧切口

3. 前侧切口亦起自锁骨中内 1/3 交界处，向外至三角肌胸大肌间沟，再向远侧弧线向外经腋窝远侧至肩胛下角水平，与后侧切口汇合（图 34-7）。

图 34-7　前侧切口

4. 先进行后侧手术。逐层切开皮肤、皮下组织及深筋膜，并向内侧掀起筋膜皮瓣至肩胛骨脊柱缘（图 34-8）。

图 34-8　后侧掀起筋膜皮瓣至肩胛骨脊柱缘

5. 于锁骨、肩峰及肩胛冈切断斜方肌止点并掀向内侧，如果肿瘤位于肩胛骨，则应经肌腹切断斜方肌（图 34-9）。

图 34-9　切断斜方肌

6. 切断肩胛提肌和大、小菱形肌于肩胛骨脊柱缘，切断前锯肌于肩胛骨脊柱缘及肩胛下角，即可掀起肩胛骨脊柱缘及下角。同样若肿瘤位于肩胛骨，则应经肌腹切断上述诸肌（图 34-10）。

图 34-10　切断大、小菱形肌和前锯肌，掀起肩胛骨

7. 再进行前侧手术。逐层切开皮肤、皮下组织及深筋膜，显露胸大肌、胸小肌（图 34-11）。

图 34-11　前侧显露胸大肌

8. 于切口水平切断胸大肌和胸小肌，再于后侧于切口水平切断背阔肌，充分游离腋窝四壁，将腋窝肿物及腋窝内容物（脂肪及淋巴结群）整体留于将要离断的肩胛上肢带上（图 34-12）。

图 34-12　腋窝显露

9. 分离锁骨中份并剥离骨膜，于中内 1/3 交界处以线锯锯断锁骨（图 34-13）。

图 34-13　锯断锁骨

10. 再于后侧显露臂丛神经并分别切断，显露、分离锁骨下动脉、静脉并分别切断、双重结扎，遂离断上肢带（图 34-14）。

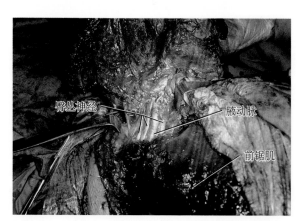

图 34-14　显露并分离腋动、静脉（锁骨下动、静脉）和臂丛神经

11. 将大、小菱形肌与前锯肌残端缝合覆盖胸壁（图 34-15）。

图 34-15　缝合大、小菱形肌与前锯肌残端

12. 充分止血、冲洗伤口，留置伤口负压引流管 1 根，逐层对合残端软组织缝合，封闭伤口（图 34-16）。

图 34-16　缝合切口、放置引流管

【术后影像】
见图 34-17。

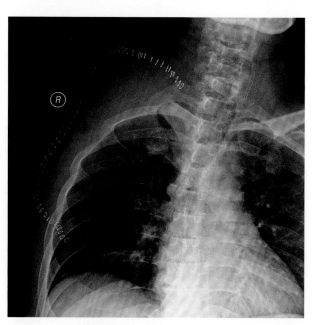

图 34-17　术后正位 X 线片

【术后标本评估】
术后切除标本应纵向剖开，确认是否达到安全的外科边界（图 34-18）。

图 34-18　肩胛带离断标本

成为主流，但当肿瘤侵犯软组织范围较广、累及血管和臂丛、发生病理骨折以及出现感染或破溃等情况，无法进行保肢手术时，肩胛带离断术仍然可以作为局部肿瘤控制的标准手术。

2. 肩胛带离断术的核心内容就是将肩胛带自躯干分离。肩胛带与躯干的连接部分包括锁骨、臂丛及锁骨下血管、起止点在肩胛骨或肱骨与躯干之间的肌肉，辨识以上结构的解剖位置和特点就是手术的关键所在。

3. 骨与软组织肿瘤手术的核心就是外科边界，可以根据肿瘤所在的解剖位置来相应扩大肩胛带离断术的范围，包括肌肉切断的位置、皮瓣长短的设计等。例如如果肿瘤位于肩胛骨且软组织肿块较大，则可以减少后侧皮瓣而增加前侧皮瓣的长度；另外在切断连接于肩胛骨的肌肉时，应远离其在肩胛骨的起止点，甚至"牺牲"整块肌肉来覆盖肿瘤，以达到安全的外科边界；如果皮瓣长度不足以覆盖伤口，还可以依靠游离植皮、局部转移皮瓣等方法，而绝不应以牺牲边界来换取伤口的闭合。

4. 肩胛带离断术通常有两种操作步骤：一种是先做前侧切口，先切断锁骨，从锁骨下肌下分离、切断并处理腋动、静脉和臂丛神经，然后再切断前侧肌肉，最后再做后侧操作。另一种是像本例描述的，先做后侧手术，再切断前侧锁骨和肌肉，待仅余腋动、静脉和臂丛神经时，将肩胛上肢带推向前方，此时可清楚地看到根干水平的臂丛神经和其包裹的腋动、静脉，分别切断处理后，离断肩胛带。我们认为后法较前法处理血管神经简单、清楚，供大家参考。

【术后处理】

1. 术后放置伤口负压引流管 1 根，待全天（24 小时）引流量少于 20ml 时拔除。术后应用抗生素 7 天。术后卧床 1～2 周后，训练下地行走，需注意行走时身体的平衡性训练。

2. 需要术后化疗的患者，如化验检查无异常，可从术后 2 周（伤口愈合拆线后）开始进行化疗。如果伤口延迟愈合，一般应待伤口愈合后再开始化疗，因为化疗对伤口愈合会有一定的影响。

【专家点评】

1. 肩胛带离断术是主要适用于肱骨上端或肩胛骨的高度恶性骨肿瘤（如骨肉瘤、软骨肉瘤和尤文肉瘤）、肩胛带或腋窝部的软组织肉瘤的截肢性手术。尽管目前肩胛带恶性肿瘤的保肢手术已

（王　涛　郝　林）